像我们这样的 乳腺癌患者

吴高松 彭莉娜 〉主编

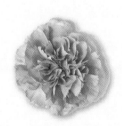

U0232543

长江出版传媒 湖北科学技术出版社

图书在版编目(CIP)数据

像我们这样的乳腺癌患者/吴高松，彭莉娜主编. —武汉:湖北科学技术出版社，2019.5

ISBN 978-7-5706-0224-7

Ⅰ.①像… Ⅱ.①吴… ②彭… Ⅲ.①乳腺癌－诊疗 Ⅳ.①R737.9

中国版本图书馆 CIP 数据核字(2018)第 299109 号

责任编辑:冯友仁　程玉珊　　　　　　　　　　　封面设计:曾雅明

出版发行:湖北科学技术出版社　　　　　　　　电话:027－87679447
地　　址:武汉市雄楚大街 268 号　　　　　　　邮编:430070
　　　　　(湖北出版文化城 B 座 13－14 层)
网　　址:http://www.hbstp.com.cn

印　　刷:湖北恒泰印务有限公司　　　　　　　邮编:430223

880×1230　　　　　1/32　　　　3 印张　　　　2 插页　　　　80 千字
2019 年 5 月第 1 版　　　　　　　　　　　　2019 年 5 月第 1 次印刷
　　　　　　　　　　　　　　　　　　　　　　　　定价:30.00 元

本书如有印装质量问题 可找本社市场部更换

主编简介

吴高松

华中科技大学同济医学院（原同济医科大学）学士、硕士、博士，美国约翰霍普金斯大学博士后。现任武汉大学中南医院甲状腺、乳腺外科主任、主任医师、教授、博士研究生导师。曾任华中科技大学附属同济医院甲状腺、乳腺外科行政副主任、主任医师、教授、博士研究生导师。

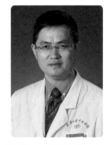

美国甲状腺学会会员，亚太甲状腺外科学会委员，中国医疗保健国际交流促进会循证医学分会乳腺、甲状腺疾病学组组长，中国研究型医院学会甲状腺手术学组副组长，湖北省乳腺、甲状腺学会会长兼理事长，中国医疗保健国际交流促进会临床实用技术分会常务委员，中国抗癌协会肿瘤微创治疗专业委员会甲状腺分会常务委员，湖北省医学会普通外科分会委员。原卫生部（卫健委）国家规划"十一五""十二五"重点视听教材《甲状腺全切除术的技术改进及规范》主编；*Clinical cancer research*、*British journal of surgery*、*Thyroid*、*Laryngoscope*、*Head Neck* 等 10 余家国际权威杂志审稿专家；4 项国家发明专利第一发明人；建立"吴氏双极外科能量平台"，已在国内逾百家三甲教学医院应用。受美国甲状腺学会邀请，于 2017 年 10 月在甲状腺领域最重要的会议——第 87 届美国甲状腺学会年会上作"Intraoperative Neuromonitoring in Thyroidectomy for Thyroid Cancer"专题报告，并主持"Clinical Symposium：Surgical Treatment of Thyroid Cancer-The Fine Arts"专题讨论会。蝉联好大夫在线 2015 及 2016 年"中国年度好大夫"。

专攻乳腺、甲状腺疾病的临床基础研究，对乳腺、甲状腺手术

1

方式进行了系列改良，并形成了一系列完整的理论体系，相关内容已发表近50篇SCI论文。在乳腺手术方面，对乳腺癌腋窝手术方式进行了创新，提出"乳腺癌腋窝淋巴结功能性清扫"理念，主要包括对前哨淋巴结阴性的乳腺癌患者提出改良术式——"腋窝淋巴结功能性一区清扫"，以降低转移淋巴结残留率；"乳腺癌功能性分站清扫"为腋窝淋巴结阳性的乳腺癌患者带来了生存获益。同时为减轻乳腺癌患者术后上肢淋巴水肿，提出了"乳腺癌腋窝淋巴结清扫术后上肢淋巴水肿风险模型预测"，有效提高乳腺癌患者术后生活质量。在甲状腺外科手术方面，提出甲状腺切除术的"两大原则、五大技术改进"；创建的"吴氏甲状腺切除术式"已被国际同行认可；五种冠名"Wu Gaosong"的手术视频论文发表在国际甲状腺领域最著名的杂志——美国甲状腺学会会刊 *VideoEndocrinology* 上；在国际期刊上还发表了《甲状旁腺功能分型》，提出甲状旁腺功能保护策略；发表了《临床实用性喉上神经分型》，提出喉上神经解剖性功能保护的理念，供国际同行参考。

彭莉娜

医学硕士，南方医科大学深圳医院普外科副主任医师。毕业于武汉大学，常年工作于三甲医院，长期从事甲状腺、乳腺外科相关疾病的临床及科普工作。兼任深圳市健康教育专家、广东省临床医学学会甲状腺分会委员、华南名医联盟成员、广东省健康管理协会甲状腺分会委员、广东省保健协会乳腺分会委员、深圳市抗癌协会肿瘤精准治疗专业委 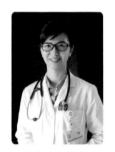 员会常务委员、深圳市医师协会乳腺分会委员、深圳市医学会乳腺分会委员。擅长各种甲状腺、甲状旁腺、乳腺良恶性疾病的诊断和综合治疗。腾讯医典、丁香园等媒体作者，在各类媒体上发表科普宣教类文章数十篇，深受患者喜爱，被患者亲切地称为"娜医生"。

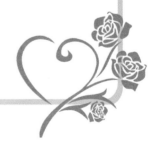

这不是一本普通的故事书

全世界每年有 120 万的妇女患上乳腺癌，50 万人死于乳腺癌。在中国，乳腺癌一直是女性发病率最高的癌症之一。《中国乳腺癌现状报告》中的一组数据预测：到 2021 年，中国乳腺癌的患者将达到250 万人。

有人形容因乳腺癌手术失去了乳房的患者，就好像刚摆脱了死亡的阴影，又跌入了人生的困局。"先保命"成为乳腺癌患者参与治疗的最直接动力，而我们医者对于乳腺癌患者自身对治疗预期的理解，如果仅仅停留在是为了保命，只是"挖得彻底，清得干净"，那就大错特错了。据我多年的临床工作观察，很大一部分患者在拿到诊断报告时都会感到恐惧、绝望，甚至少数患者会认为自己"命不久矣"，继而放弃治疗或是自寻短见。另外，不少患者即便能够顺利完成治疗，却因乳腺癌手术造成的身体缺陷，而长期背负着"少奶奶"的思想包袱，在心理上造成了难以弥补的创伤，不敢与公众交流，羞于面对家人、爱人，甚至完全封闭自己。

医学界有一种说法：最终不治的癌症患者中有 1/3 是被自己吓死的。这些患者在得知患癌后所产生的恐惧、焦虑和抑郁等负面情绪，影响了自身的免疫力，造成饮食、睡眠不规律，又不能科学地对待和调整，最终没能战胜病魔。不同患者在面对乳腺癌时的反应各有不同：有认为"癌症是不治之症"，觉得治疗费用太过于昂贵而不愿配合治疗的；也有尝试各种家传秘方、民间偏方，最后误入歧途，导致病情恶化的；同样也有坚持科学治疗，"与瘤共存"几十年，生活多姿多彩，甚至比患癌前过得更有意义的。因此我们想写

1

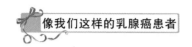

一本书，记录平常人身边的乳腺癌故事，用患者的语言讲述自己患癌和抗癌的心声。希望那些对乳腺癌及科学治疗方法了解不全或不愿意接受治疗的患者，通过书中的故事能认识到：乳腺癌并不可怕，你们并不孤单！书中的患者有过类似的历程，都曾经历过震惊、恐惧、脆弱而暂时自我否认、意志消沉；但在经历磨难之后，逐渐接受，并快速调整，从而乐观面对生活，活出了自己的精彩。他们是生活的强者，更是抗击病魔的勇者。我们希望他们的故事能够鼓励患者在患乳腺癌期间正确认识疾病，配合科学的治疗措施，在患者、家属和医护人员三方密切的配合下达到延长生存期、改善生活质量、最终康复的目的。另外，在每篇文章的最后，我们专门加入了一些"小科普"作为指引，希望能从专业医生的角度帮助患者和家属获取乳腺癌相关的常识。

《日内瓦宣言》里说："对于人的生命，自其孕育之始，我将保持最高度的尊重。"只要我们仍身着一身白袍，就不能对患者"视而不见"。这本书的读者不仅限于患者，同样也可以作为广大医护人员的案头读物。我们想通过患者的故事，让越来越多的专科医生能关注到乳腺癌患者这个巨大群体的心理状态，使患者在获得专业治疗的同时，也能感受到更多的人文关怀，帮助患者从"绝境"中解脱出来。患病是不幸的，但有幸的是，我们的心一直在一起，让我们医患双方并肩作战，帮助所有的乳腺癌患者早日战胜病魔，活出自己的精彩，绽放出生命的光芒！

武汉大学中南医院　吴高松

目 录
CONTENTS

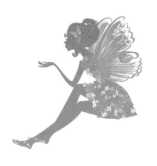

你们才是我们的依靠

> 任贤齐唱过一首歌《依靠》："我让你依靠，让你靠，没什么大不了……至少你还有我，还有我，一个真正不变的朋友，只要你需要我，告诉我，我愿意永远陪你度过；我让你依靠，让你靠，来我的怀抱，你想哭就哭吧，没有人会知道……"
>
> 如今唱起这首歌，和过去有了完全不一样的理解和心情。

2017 年 10 月底的一天，我夫人在老家这边的医院做了乳腺 B 超和钼靶体检，结果显示不太好，医生建议住院做穿刺活检。那一天我们全家一点思想准备都没有，只是感觉天要塌下来了，紧张、彷徨、无助、不知所措，各种滋味一起涌上心头。我是家中的男性，是家里的主心骨，我不能垮。我想起了在武汉做医生的老同学，急忙向她求助。老同学很热心，一听说夫人的情况，立刻就给了我明确的建议，让我带上夫人到武汉大学中南医院找吴高松主任。吴高松主任是国际知名专家，甲状腺、乳腺诊疗水平在湖北省属于权威水平。老同学还特别叮嘱我，如果确定真的是恶性肿瘤，首次的手术十分重要，一定要找技术精、责任心强的医生做！

我记得那天是周二，正好是吴高松主任的门诊日，可是我们却挂不到吴主任的号。门诊护士告诉我们，找吴主任看病的患者太多，基本上医院一放预约号出来就很快被抢空。而且吴主任每次门诊都要看 100 多个患者，很难加号。我们很焦急，这好不容易到武汉，没号可怎么办？没有想到我们一说明来意之后，吴主任马上给我们写了加号的条子。初步检查后，吴主任怀疑我夫人有一侧乳腺的情况不太好，需要马上安排做病检。当晚侯医生和任医生就加班为我夫人做了病检。那天晚上加班的两位医生面对其他患者和我们"无穷无尽"的咨询，全程都面带微笑，不厌其烦地解答每一个问题，这种敬业精神让远道而来的我们内心很是温暖和踏实，也让我这个强撑着的家庭"顶梁柱"终于有了依靠。那天晚上是我在得知夫人生病之后，第一次睡了个安稳觉。

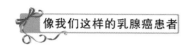

经历了大约 3 天的等待之后，我们还是拿到了我们不希望看到的病理检查结果——夫人确定患的是乳腺恶性肿瘤。尽管我的内心有一种唯一的希望破灭的感觉，但已经没有刚知道病情时的那种无助和慌乱。因为我对武汉大学中南医院甲状腺、乳腺外科和吴高松主任团队有了信任感，立即按照医生的建议办理了住院手续，等待下一步治疗。

吴主任团队的医生为我夫人安排了全面的检查，然后就等吴主任亲自为我夫人做手术。虽然手术前医生和我们进行了充分的沟通，使我们对夫人的病情、手术方案及下一步可能的治疗方案有了足够的了解。然而当我真的等在手术室外的时候，仍旧觉得每一分、每一秒都是如此的漫长。我坐在门口，盯着手术室的门开开合合，仔细听里面的医生是否叫了我夫人的名字。终于看到吴主任出来了，他手里拿着手术标本，告诉我手术中的情况，说手术很成功，只是我夫人需要在完全清醒之后才会出来，让我放心。我这才松了一口气，悬着的心终于放了下来。

我看着手术后的夫人身上带着好几根管子，很是心疼和自责，怪自己没有好好照顾好她。她生病也许是我大意了，我对她关心不够，这么多年来，都是夫人在无私地奉献，如果不是她打理好家里，照顾好孩子，我根本无法安心在外打拼。在陪她就诊的整个过程中，我都在反省，觉得自己在过去的几年里有很多做得不对、不够的地方，如果我每年都监督她去医院检查就好了，也许可以发现得更早，治疗也会更加及时。

手术后的治疗和护理阶段，我每天最期盼的就是吴主任来查房。吴主任查房很有特色，和我以前见过的医生不一样，他总是用通俗易懂的语言，从专业的角度向患者和他的下级医生讲解治疗目的、最佳的治疗方案，同时更新团队医生对于当今世界最新、最前沿治疗的知识。他多次对团队医生强调要讲医德，一定要从患者的角度考虑和制订治疗方案，不要读死书。我成了吴主任的粉丝，听了几次吴主任的查房讲话后，就喜欢跟着他，他到哪个病室我便跟到哪个病室，想多了解一些乳腺癌的知识，这样可以帮助夫人更好地恢复。

特别值得一提的是，吴主任查房的时候经常和患者家属半开玩笑地说："如果老婆做完手术状态不好，笑容不多，那一定与老公照顾不周有关。"我觉得吴主任说得很有道理，这句话提醒了我要注意夫人的精神状态和情绪变化。我听取了吴主任的意见，坚持每天给夫人按摩手掌、手臂，带她在病房走动，按照护士教的康复指导方法陪她一起做术后康复训练。我不知道我夫人是故作坚强还是真的能想得通，或许是我们的关心真的能让她觉得安心吧，她手术之后状态一直不错，还能够主动与其他病友聊天，食欲也一直算不错。我换着法子给她带些她喜欢吃的东西，希望她的营养能够跟得上，后续化疗可以少受一些苦。听病友说吃一点甜食会改善患者的心情，我便专门去附

3

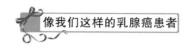

近有名的楚河汉街寻找一些比较好吃的面包、蛋糕和其他小点心。

夫人术后恢复挺顺利。侯医生告诉我说，夫人的病发现得比较早，手术中和后来的病理检查都没有发现转移，这个结果让我终于心安了一些，夫人可以如期出院了。办理出院前，我在关于癌症的网站和论坛上查了很多资料，做了很多研究，综合我家里的情况并确认老家的医院有我夫人化疗需要的药物后，我和夫人就决定回老家的医院进行后续的化疗。因为看到网上说化疗的时候患者一般都化疗反应很大，会吃不下饭，有的还会吐，所以我觉得夫人化疗时的饮食太重要了，在老家做治疗的话，我可以炖汤给夫人喝，她的营养状况会好一些。并且这样安排，她每做完一个疗程的化疗之后就不用武汉、老家两处跑。网上说，一个疗程的化疗即使结束了，患者难受的感觉还是会持续一段时间。自从我的夫人生病之后，我就变得特别爱想问题。夫人刚出院回家，我就在"好大夫"上面一口气向吴主任提出了 10 多个关于后续治疗的问题，没有想到吴主任在那么忙的情况下还真的都认真地一一为我进行了解答。吴主任的答复为我夫人的后续化疗提供了很大的帮助，增强了我们治愈疾病的信心。

在本地进行 4 期化疗期间，夫人总的状况还不错，就是睡眠不太好，以及第 2 期化疗的时候出现了骨髓抑制的情况，白细胞水平比较低，当地医院医生对于是否需要注射"升白针"的问题意见不一致。我自己上网查了，网上有些评论说"升白针"不是什么好东西，此药并不是帮人去制造白细胞，而是把人骨髓里成熟的和没成熟的白细胞全"拽"出来，也有些评论说在出现骨髓抑制之前就提前注射"升白针"干预比较好。我觉得请教一下中南医院的医生更加放心，于是我再次通过电话和"好大夫"平台向吴主任、侯医生进行了咨询，我每次问询，他们都会耐心地给我回复，这是很多医院、很多医生都不可能做到的事情，我真的很感激。目前，我夫人的化疗已经全部结束了，复查各项指标均已恢复正常值，我可以安心地去上班了，生活又恢复到了以前的状态。

有时候深夜，我会想起这段陪着夫人奔走于医院的日子，情不自禁地会哼起《依靠》这首歌，不仅想唱给我老婆听，也想唱给中南医院甲状腺、乳腺外科的医护人员们听，不过歌词我做了一下修改：

"你让我依靠，让我靠，投入你的怀抱，我想笑就笑吧，要让人知道。"

"你让我依靠，让我靠，没什么大不了，至少我还有你，一个真正不变的朋友，只要我需要你，告诉你，我们愿意永远和你们度过……"

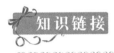 知识链接

乳腺癌患者的家人应该怎样做？

当家中有人被确诊乳腺癌时，家属在患者确诊并接受治疗直至康复的过程中都扮演着十分重要的角色。如何让患者从你的支持中获益是很重要的问题。经历癌症时，患者身上的情绪比较常见的有愤怒、恐惧、焦虑、自闭、孤独、抑郁、无奈等。家属与患者需要共同面对癌症是否扩散，如何适应疾病给生活带来的变化等问题。情绪上，家属需要与患者加强沟通，尊重患者的感受，做一个有耐心的倾听者，给予发自内心的回应。同时也可以做一些提供实际支持的方法，如做一些好吃的、保持环境整洁有序、主动承担家务事、帮助患者安排一些日常活动等。另外，也应该关注自己并照顾好自己，必要时可以寻求专业的帮助。与患者共同面对癌症的过程也许会充满压力和苦难，但这也能使大家相互更加了解，关系更加坚固。

兵哥：你们才是我们的依靠

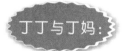
一段母与女的对话

如果说有什么比活下去更重要，那只能是爱！

丁丁：我的妈妈今年 45 岁，我 24 岁，我们母女被诊断为乳腺恶性肿瘤，仅相隔了 16 天。

丁妈：去年我感觉左边腋窝下长了一个不痛也不痒的小疙瘩，我以为只是普通的炎症，就没有在意，只是到我们附近的诊所打了一点消炎针。然而这个疙瘩不仅没有缩小，反而越来越大了。我有点担心，可想到老公在外面打零工，很辛苦才撑起这个家，女儿去年刚毕业，找到一份工作不易，小儿子又还在读书，所以我实在不想为一个普通的包块让他们不安。与朋友闲聊病情的时候，朋友们说我这可能是淋巴结的慢性炎症，不会有什么太大问题，西医治疗没有中医治疗效果好，我就听他们的建议去一家中医诊所开了中药。中医治疗疗效并不明显，那个包块还在继续长大。这几个月以来，我的腋窝里面就好像夹着一个鸡蛋那样难受。直到那天我起床后突然发现我的手臂肿了，我赶紧给住在附近的姐姐打电话，姐姐觉得我问题严重，就给在武汉工作的女儿丁丁打电话，告诉了她我的情况。女儿是妈妈贴心的小棉袄，这话一点都没有错，我女儿更是一贯孝顺，接到电话二话不说就赶回了家。

丁丁：那天接到了姨妈的电话我急坏了，妈妈居然生病这么久我都不知道，我心里愧疚极了。还有几天就是春节了，单位不太忙，我给领导说明了妈妈的情况之后，领导同意我提前休假回家。我用手机订好了回家的车票就立刻赶回家。在回家的车上，我不停地用手机搜索"腋窝包块""淋巴结炎""包块的治疗"等各种检索词，妈妈这种情况可能是淋巴结炎，可是为什么用了各种治疗都没有效果呢？我更担心的是我在网上查资料的时候看到可能的另外两种病：一种是淋巴瘤；另一种是乳腺癌腋下淋巴结转移。如果是这两种病那可就糟糕了，因为这两种病都比较棘手。我非常忐忑，祈祷我那么善良的妈妈不会得那些不好的病。我满脑子胡思乱想，不知道该怎么办，到家见妈妈之前还是给爸爸打了一个电话，说了一下自己查资料的情况。爸爸是一家之主，比我冷静许多，让我赶快回家后带我妈到武汉的大医院去看病，他会尽快忙完手头的工作赶过去。家里亲戚说武汉大学中南医院治疗肿瘤疗效很不错，让我带妈妈去那里检查一下。因为担心快过年了医院会放假，所以我一到家就帮妈妈把行李收拾了，带她直奔武汉。

丁妈：女儿很快就回来了，她看了我腋下的包块，问我怎么不早点告诉她，然后二话不说就帮我收拾了行李带我去武汉看病。我心里其实很担心，这个包块长了这么久，治疗了这么久都没有丝毫好转，怕不是什么好东西。这几年经常听说一些身边的人得一些奇奇怪怪不好的病的事情。我要是真的生了那些奇怪的病，得多少钱治啊，那些病还不好治。家里这两年生活状况才刚刚好一点，正在读书的儿子也正是需要用钱的时候，我不愿意成为家人的累赘。

丁丁：我陪妈妈到了武汉大学中南医院就诊，医生给妈妈仔细检查之后告诉我，我妈妈这个病其实并不是腋窝的问题，极大可能

丁丁与丁妈：一段母与女的对话

7

是乳腺癌转移到腋窝，是我不希望看到的结果。而且妈妈的情况考虑为乳腺癌中晚期，需要立刻住院治疗。我做好了是癌症的准备，但当医生告诉我们化疗、手术等费用大概需要 20 万元，我们还是懵了！我们哪里有那么多钱！爸爸没有受过高等教育，只能常年在工地打零工养活我们一家人，妈妈就一直在家照顾我的生活，根本没有收入来源，好不容易熬到我毕业并找到一份还体面的工作，眼见家里经济状况才刚刚改善，突然要拿出的 20 万元我们是怎样都不可能拿得出来的。爸爸和我商量了一下还是决定无论如何要给妈妈治病。我们拿出了家中全部存款，并且找遍亲朋好友借钱，凑到 9 万多元。我们向管床的陈医生说明了我们家的情况，他开导我们说治病要紧，钱可以边治边凑，他会尽量帮助我们的，使我们安心了许多。

丁妈：我的情况果然不好，病理切片是恶性的，医生说要我先用药物治疗再看能不能手术切除。治这种病好像需要花很多钱吧！不过老公和丁丁都没有告诉我具体的花费情况，只是说他们会安排好一切。我说我不想治，他们一致反对，说我必须配合治疗！

丁丁：妈妈知道病理结果后第一个反应是哭了又哭，说不想治疗了，她死就死吧，不能拖累我们之类的，看得我心疼。我们对乳腺癌这个病其实一无所知，直到妈妈这次住院，我们通过多次向医生了解妈妈的检查和治疗情况才慢慢对这个病有了一些认识和了解。武汉大学中南医院甲状腺、乳腺

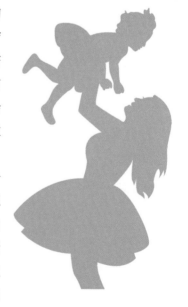

外科的医生都很耐心，尤其是陈医生，专门抽时间给我们详细解释了这个病及我妈妈的治疗方案。陈医生说的有一点我很在意，他说乳腺癌这个病有遗传的可能性，我想起我的右侧乳房去年7月也发现有一个红枣大小的肿块，最近感觉变大了不少。我让陈医生帮我触诊了一下，陈医生立刻很严肃地告诉我说我也需要立刻检查，因为我这个包块已经不再是红枣大小了，而是鸡蛋大小，也就是说肿块生长速度很快。我有点害怕，马上听从陈医生的建议做了穿刺检查，两天后的病理检查结果是"右乳腺高级别未分化肉瘤"，这是一种恶性程度很高的乳腺肿瘤，虽然不叫癌，但可能比癌症更坏。我不敢相信命运这么残酷，才半个月的时间我和妈妈就接连查出来是这样的病，我有一种撑不住快要崩溃的感觉。妈妈要治疗，我也要治疗，家里又没有钱，而且我生这个病工作怕也是保不住了，怎么办？我也不知道！我这么年轻却得了这种奇奇怪怪的病，我该怎么办？晴天霹雳一般的感觉，我的脑子里一片空白……在我的人生经历中，没有什么比我和妈妈在短短半个月内同时确诊为恶性肿瘤更加糟糕的事情了！昨天我还在鼓励妈妈战胜病魔，今天我自己也成了患者。我很想痛哭一场，可是我又不敢哭，我还要陪着妈妈，照顾妈妈。

丁妈：女儿看起来不太好，之前听她说她的乳房也有一个包块去检查了，但是一直没有告诉我结果。我问老公，老公满脸愁容地摇了摇头，说也不好，他说丁丁专门叮嘱说不要告诉我，好让我安心治疗，不过他也不忍心骗我，毕竟女儿还这么年轻。这孩子就是这样，我一下子都忘了自己是个患者，没有心思再想自己的事情，只是一直想女儿的病该怎么办。

丁丁：弟弟还在读书，正是需要用钱的时候，原本以为我上班了可以帮到家里，没想到自己也病了，不仅没有减轻家里的经济负

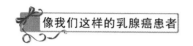

担，反而拖累了家里。如果我和妈妈同时治疗大概需要40万元，家里肯定无法承受。没有妈妈就没有我，我决定让有限的治疗费用全部都用在母亲身上。我找到了陈医生，央求他一定要先救妈妈。

丁妈：我无法接受女儿这么年轻也是这种病，家里经济状况又不好。女儿那么孝顺懂事，还没有谈朋友，这可怎么办才好？我不能这样自私，如果我继续治疗，女儿就没有办法治疗了。我瞒着老公和女儿去找了陈医生，我女儿这么年轻，救治的希望比我大，先给她治病！我决定放弃我目前的治疗，立即出院，这样可以集中家里仅有的钱给女儿治，希望能够保住她年轻的生命。

陈医生：我左右为难，女儿说先救母亲，母亲说放弃治疗保住女儿。在心理学中，有一个概念叫"生本能"，指的是潜伏在生命自身的一种进取性。没人不怕死，每个人都会死，并且从出生时刻起，就注定会走向死亡，但只要活着，就应该享受生命当下的美好，从容地面对死亡。然而，在我面前的这对母女却都愿意选择放弃生，让我心中感到了无比的遗憾和惋惜，也对她们产生了一种由衷的敬意，毕竟这不是一个容易的决定。我想要帮助她们，我安慰了母女二人，鼓励她们继续治疗，一边想办法为她们尽量减免和筹集治疗费用。

丁丁：在陈医生的鼓励下，我和妈妈决定尝试一起接受治疗，其实我们的内心还是渴望有机会得到治疗的，也希望我们的病情真的能够得到控制。我和妈妈商量了，如果真的没钱了，我们就一起不治了，听天由命，但是现在我们要一起坚持。万幸的是，陈医生说我们的肿瘤细胞都没有出现大范围转移，如果治疗规范及时，我和妈妈根治的概率非常大，这让我们又燃起了希望。我的治疗开始了，和妈妈不同的是我是先做手术再进行化疗，此时妈妈刚结束化疗的第二个疗程。我留意到妈妈的枕头上有好多头发，妈妈每天都默默地清理掉，她最近很少照镜子，也不梳头，失去秀发的她看起来憔悴和苍老了许多。我知道妈妈是不忍心我们难过，反正我也会化疗掉头发，所以我和爸爸商量让他帮我们把头发剃光，爸爸同意了。我就拉着妈妈的手说我们一起剃头，一起重新长头发，这大概是我生病最大的好处了，我可以陪着妈妈一起治疗、一起战斗，我们现在是彼此的精神支柱。

丁妈：化疗开始后我的心理其实很难过，副反应挺重的，可我觉得如果我表现得很难过，女儿的情绪一定也会跟着受到影响。于是我尽量地不让女儿发现我化疗有反应，强忍着不吐，强忍着吃东西，强颜欢笑，我的头发会掉却瞒不过女儿。女儿真是孝顺，她发现我头发掉得厉害就和她爸爸说要跟我一起剃头。我心疼，却也欣慰，我们就这样互相陪着坚持治疗，希望女儿心安一点儿，真是难为了这孩子，也希望真的像医生说的，我们都能有好的治疗效果。

丁丁：剪掉自己曾经乌黑亮丽的头发怎么会不难过呢？想着治疗过程中的恶心、呕吐和撕心裂肺的疼痛怎么会不难受呢？自从知道母亲和自己生病之后，多少个漫漫长夜我都感觉到无边的黑暗，想要放弃治疗。可我内心另一个声音是我还想要活下去，想要和妈妈一起坚持治疗。我愿意和妈妈一起讲述我们的故事，去鼓励和我们一样身患绝症的人。我记得关于我们的故事中有一篇报道写得很好："乳房上的伤痕，刻下了我们与死神搏斗的痕迹，也成为我们最坚韧勇敢的烙印。"这正是我希望告诉大家的，即使命运弄人，我们也没有放弃。没有想到我们会遇到那么多好心的人，有医护人员、病友还有很多社会人士。他们听说我们的故事之后都选择帮助我们，我很感激。尽管我和妈妈的治疗过程仍旧漫长，可现在的治疗我们多了一份坚持的理由，因为我们承载了大家的爱心，一想到有这么多人帮助我们，我们更要坚持不能轻言放弃。希望我们一家人能一

11

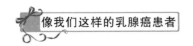

起努力渡过难关，也希望我以后还有机会回归社会、回报社会。

　　生命对于每个人都只有一次，在大多数情况下，面对"救我"还是"救人"这道生命选择题，很多人往往会选择前者。然而血浓于水，父母对子女无私的爱，子女回报父母的心，哪怕是唯一的生命都可以舍弃。尽管这样的选择很无奈、很残酷，但是在家人的心中，一切都是值得的，因为我们是一家人！因为，这就是爱！

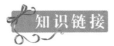

乳腺癌会不会遗传？

　　有 5%～10% 的乳腺癌被认为是遗传性的，也就是说因为遗传了某一个基因上的变异导致的。遗传性乳腺癌的高危因素主要是：父母家族中是否有人患乳腺癌；父方或母方有多人被诊断为乳腺癌；年轻的乳腺癌患者（<50岁）；家族中有亲属患有卵巢癌；家族有男性亲属患乳腺癌等。最早发现的遗传性乳腺癌基因是乳腺癌 1 号基因和乳腺癌 2 号基因，也就是平时常说的 BRCA1 和 BRCA2 基因，他们本来是在细胞内调整活性减少肿瘤发生风险的，但如果发生突变就会使异常细胞增加导致肿瘤发生。因此医生一般建议那些有遗传性高危因素的乳腺癌的女性进行基因检测和遗传咨询。

辉嫂：曾令人进退两难的"黑蝴蝶"

只有勇敢地面对疾病，不错过最佳的治疗时机，积极完成规范化治疗，才有重获新生的机会，任何时候都不要放弃。

我今年 53 岁，是一名接受过乳腺癌靶向治疗，目前正处于康复阶段的 HER-2 阳性乳腺癌患者，大家都叫我辉嫂。

黑蝴蝶这个说法是病友们告诉我的，因为 HER-2 阳性乳腺癌是乳腺癌亚型中较为凶险的一种，这种类型的乳腺癌被大家比喻为萦绕在粉红丝带上的黑暗蝴蝶。一年多前，我认识了这只"黑蝴蝶"，它的到来，彻底打破了我的生活。

我和我的丈夫从农村来到城市，一直都是勤勤恳恳的打工族，儿子刚从部队复员，儿媳也怀孕没多久。生活本来过得很宁静，我想着儿媳生了孩子之后我就不出去打工，安安心心在家里带孙子，帮孩子们减轻一点生活负担。然而在这期间我经常感到莫名的疲惫，做家务时偶尔感到有些力不从心，有的时候还会无缘无故地打瞌睡。我想可能是我上了年纪，做事情精力不够了，不过老公和儿子都劝我还是去医院检查一下比较放心。我拗不过他们，和儿媳一起去医院体检科做了一套常规的检查，没想到就是这次体检发现了大问题：我的乳房里有一个包块。医生让我去专科做进一步的穿刺检查，结

13

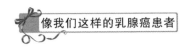

果被确诊为乳腺癌，而且还是乳腺癌里面比较凶险的一种——*HER-2* 高表达型！

家里人本来想瞒着我，是我感到不对劲，一再追问之下他们才告诉我实情。知道病情后，我想到了还没出生的孙子，想到刚开始工作的儿子，体贴的丈夫，还有自己年迈的父母，顿时感到悲痛和无助。在我有限的认知中，癌症是绝症，是治不好的病！我不知道该如何面对这个残酷的现实，第一次真切地感受到了死亡的逼近，恐惧，无以复加的恐惧！

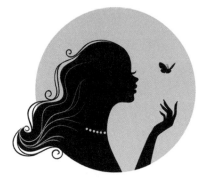

在朋友的推荐下，我找到了中南医院的吴高松主任做进一步治疗。吴主任很和蔼，他看了我的检查结果后说我很幸运，肿瘤发现得很及时，我所患的 *HER-2* 阳性乳腺癌尚属于早期阶段，但需要马上进行手术并辅以化疗联合治疗，并使用一种叫作赫赛汀的分子靶向药物。他告诉我，*HER-2* 阳性乳腺癌虽然凶险，预后比其他的乳腺癌略差，但如果选择并坚持完成规范的治疗，我仍旧是有可能完全康复的，听到吴主任的话，我感觉就好像抓到了一根救命稻草。

但是令我进退两难的是虽然我的病还有救，可是这个能够和"黑蝴蝶"抗击的药物赫赛汀非常的昂贵，并且不属于住院医疗保险直接报销的范畴，需要由经治医生开单，主任签字，然后再到武汉某药房才可以拿得到，光一年的药物治疗花费就需要 10 余万元。我把家里的存折翻出来，看着上面的数目，心里犯了难。

家人说不要紧，要我不要多想，尽早先治疗再考虑下一步，钱的事情可以慢慢来，所以我先接受了手术治疗。手术很顺利，我这个年纪也没有那么在意乳房的形态了，觉得伤口长好，拔除引流管之后，这个坏瘤子的绝大部分就算离我而去了，曾经绝望和悲痛的我重新看到了生的希望。艰苦的化疗开始后，化疗要输入的液体很多，副作用也很大。输液从早上开始一直要到晚上才结束，我逐渐出现恶心、呕吐、疲乏无力、气短等症状，甚至刚下床起身上厕所就觉得眼冒金星，甚至要晕倒，感觉身体十分虚弱。我当时的念头就是一定要坚持。第一次化疗结束回家的头两天仍旧是恶心，不停地干呕，食欲很差。我遵医嘱在附近的社区服务中心查了两次血常规，虽然打了"升白针"，但白细胞数还是往下掉了不少，并且嗓子、嘴巴疼痛。儿媳帮我了解了一下，告诉我这个情况叫化疗后骨髓抑制。好在口服药物帮助控制了这个不适的症状，白细胞数也没有跌到需要继续打针的程度。听病友们说如果白细胞低到一定程度比较容易感染，所以我基本上待在家里，不去人多的地方，去做检查都会戴着口罩。大概化疗后第三周，我开始脱发，先是几根，后来是一把一把地掉。老公让我剃成光头，我本来有些不愿意，但没几天头顶几乎全秃了，看着镜中我又老又丑又憔悴的样子，难过极了，所以还是剃了光头，买了假发戴上。病友安慰我说，头发是会长回来的，我心里才好受一点。

　　终于熬到要进行后面几个疗程了，准备进入化疗联合生物靶向治疗的阶段了，我想了很久，最后决定和家里人商量说我想要放弃后面治疗里使用赫赛汀的部分，因为治疗费用实在太高了，儿媳又挺个大肚子，原本还想着照顾家里的我，感到这次生病拖累了家人，更不能再增加家里的经济负担了。可是儿子劝我说，他还有一些积蓄，家里也有一些收入，可以应付得过来，但如果因为钱的原因放弃的话就没有后悔药可以吃了。他鼓励我安心治疗，好起来以后可以安心地带孙子。我听了儿子的话，也很想快点好起来，不要复发转移什么的，这样才能看着我的孙子长大。后面的治疗没有前面几次治疗那么难受了，我慢慢感觉整个人的精神状态好多了，原本彷

辉嫂：曾令人进退两难的 黑蝴蝶 Rhamnus

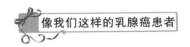

徨无助的我日渐增加了对抗癌症的勇气和康复的信心。

现在我所有的治疗都结束了，孙子也出生了，后续的复查、体检没有发现任何复发转移的迹象。我感到自己既不幸，又很幸运。不幸的是，我患上了凶险的 *HER*-2 阳性乳腺癌并且在抗癌道路上曲折前行；而幸运的是，由于早期发现、早期检测，我在第一时间便明确了疾病类型，并接受了具有针对性的分子靶向治疗。现在每天看着孙子，逗他的时候他咯咯的一笑，让我的内心很是欢喜，也充满了对新生的期待和希望。

我把我的治疗经过和心路历程写出来，是想让更多的人知道和了解这个疾病。只有认识它，才能战胜恐惧，树立信心。只有勇敢地面对它，不错过最佳的治疗时机并完成规范化治疗，才有重获新生的机会，任何时候都不要放弃。

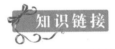
知识链接

如何预防或减轻上肢水肿？

上肢水肿是行乳腺癌腋窝淋巴结清扫之后很常见的并发症，因为在进行淋巴结清扫的过程中，淋巴管可能会有一定程度受损，使淋巴液回流受阻引起患肢水肿，若处理不当会引起淋巴管炎。多数的淋巴水肿是在出院后发生，因此淋巴水肿的预防应长期坚持。主要应注意以下几个方面：预防感染，避免蚊虫叮咬、烫伤等引起的皮肤破损；沐浴时水温不要过高；避免水肿，不要从事重体力劳动或较剧烈的体育活动；避免患肢长时间下垂，给予患肢力量支持。一旦出现患肢水肿，应到专科就诊排除肿瘤复发感染的情况，并采取专业的治疗和康复措施。

慧慧：我不想做"少奶奶"

乳房对女人来说太重要了，你能想象一个女人的乳房能变得如此丑陋吗？

我今年34岁，作为一个有事业心，希望自己能独立自主的白领女性，我总是忙于工作，有时为了准备一个项目会加班到凌晨两三点，终于提升到部门经理的位置，我从没有想到乳腺癌会离自己这样近。我和老公结婚8年了，我们都一直忙于事业，并不太着急要孩子。由于很反感亲戚朋友经常背地里议论我们没有孩子，所以我索性对外宣称我和我老公是丁克族。其实大约2年多前老公就跟我说想要孩子，我也觉得自己年龄大了，该要一个宝宝了，结果准备了一年也没有能够顺利怀上。不久前我们去生殖中心做了检查，正准备受孕。生殖中心的医生建议我在怀孕前最好全面地再检查一下身体，我想起我平时右乳有时候会轻微疼痛，就做了一个乳腺彩超，没想到检查结果显示我的乳房里有一团不规则的扁平阴影。

从医生的眼神中我就感觉到情况不妙，结果很可能不好，当时我的泪水就止不住地流了下来。医生安慰我说不要慌，要做穿刺才能知道包块的性质。所谓穿刺，就是要拿一根比平时打针稍微粗一点的针，取一点检查发现的扁平阴影部分的组织拿去做病理检查，

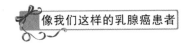
以确定被怀疑有问题的地方是不是长了不好的东西。接下来等病理结果的两天真是无比的漫长。出结果的当天因为老公公司临时有事，我便一个人请假赶去了医院。当看到穿刺的病检单上写着"乳腺癌"的时候，我眼前一片空白，不知如何是好，我躲在医院洗手间，默默地流泪，感叹命运不济，为什么这样的事情落在了我的头上？在我们刚觉得生活稳定、安逸一点，正想要一个孩子的时候检查出这个病。虽然我做好了最坏的打算，但是一想到可能会要割除乳房我就过不了心里的坎。我的孩子还没生呢，如果没有乳房了，我还能是一个完整的女人吗？我还能当一个真正的妈妈吗？我不记得自己是怎样回家的，老公打来电话问情况我没有勇气接，只好发微信告诉他情况，说我需要手术。

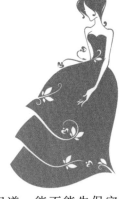

老公那天早早地就赶回了家，听我说起检查结果后，努力地安慰我，让我放宽心尽早去接受治疗，无论怎样，他都不会嫌弃。但他也问道，能不能先保守治疗，万一不行……老公没有说后面的话，我知道他想说什么，不管他怎样想，我都希望"完美"地面对他，想着想着我的眼泪又情不自禁地流了出来。

看过一段话说，长久以来，女人一直被迫面对乳房所传达的两大内涵：它既是生命的哺育者，也是生命的摧毁者。以前不明白是什么意思，现在对这句话有了深刻的理解，乳房对于我来说是一个非常重要的器官，在选择留下乳房或者切掉乳房这个问题上我很矛盾，切掉乳房会感觉自己失去了女人一个非常重要的特征，感觉自己不像一个女人；而留下乳房则会忧虑，担心自己复发，我这么年轻，如果出现转移或者复发会威胁到我的生命。

我漫无目的地上网，在网上找一些乳腺癌的相关知识，看到了一些乳腺癌术后的照片，当我看到术后在曾经是乳房的位置只留下了一条难以遮挡的刀疤时我还是觉得很震惊和难以接受。我知道我的包块有点大，它虽然摸起来不是很硬却是扁平生长的，医生说，如果想保留乳房会有一定的难度。一想到真的要拿掉乳房让我再也无法自信地挺胸，我无法接受。这样不完美的我还如何工作？如何面对和管理我的团队？我之前奋斗的理由又在哪里？以前别人常夸我说我是最美女白领，如果乳房残缺了，那对于我来说将会留下长期的无法言说的隐痛。我知道我需要做一个选择，在哺育生命与失去生命之间，我该如何抉择？

　　老公一直在劝我趁早住院治疗。我表面答应先等我把手头的工作交接一下，然后住院治疗，毕竟住院是个长期的事情，其实更多的原因是我还没有想好我该如何选择。我瞒着家人找到武汉大学中南医院吴高松主任，谈了我的想法，并强烈地表达了我希望保留乳房的愿望。我以为吴主任会像其他医生一样问我是命重要还是乳房重要，没想到吴主任仔细看完我的检查结果之后告诉我，如果我想要保留乳房其实机会很大，不过我需要先化疗再评估。这种治疗方式叫作新辅助化疗，通过化疗的方式让包块缩小，这样就可以有机会保留乳房并且可以有一个比较好的形态。"化疗"两个字听起来吓人，实际上并不特殊，就是输液，只是瓶子里装的不是普通的液体。特殊的药物在杀死了癌细胞的同时，也会杀死大量维持生命的有益细胞，是一种以牺牲部分正常细胞为代价的治疗方法。吴主任说我肿瘤的位置还可以，如果化疗效果好，肿瘤会缩小，这时我再做手术就可以保留乳房，在这个治疗过程中间我需要先做好肿瘤部位标记，并且每次化疗会由吴主任医疗小组的医生为我评估。我向吴主任说明了我的顾虑，选择保留乳房的治疗方案后续会不会有复发的风险。吴主任告诉我，针对剩余乳房可能引起癌症复发的问题，术后建议做放疗巩固治疗效果，而无论是先切除再化疗还是先化疗再

19

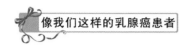

切除，这两种治疗方法的生存期差别并不明显。听到吴主任这么一说，我心里的一块石头才终于放了下来。

在中南医院住院后，医生在我的锁骨那里埋了一根管子，叫作输液港，是专门打化疗药用的，他们告诉我说使用这种技术就不会出现早几年化疗之后患者整只胳膊有黑色血管形态的情况。我请了长假，因为每隔3周就要到医院去打药水，还要经常抽血。我很不习惯这样长期去医院和医生打交道的日子，可我又很依赖他们，因为我知道他们能帮我保住我的乳房，还能治好我的病。化疗很辛苦，感觉这些药进入我全身的组织细胞，并引起恶心、呕吐、脱发、疼痛、乏力……支撑着我能够忍受着化疗过程的精神动力就是我要保住我的乳房，要保留我作为一个女人的完整，无论多痛苦我都要坚持！我一直这样安慰自己、鼓励自己。

住院久了，就认识了很多病友，其中红妹、青姐也和我一样，选择了先化疗，然后坚决捍卫自己的乳房，我们平时的交流特别多。

红妹说她捍卫乳房的原因很简单，因为患病时不开心的遭遇，她想要给自己留一个重新获得幸福的机会。红妹长得很好看，生病之前有过男朋友，他是一个青年才俊，而且是个博士，两人相处得也不错，她觉得是个可以结婚托付终身的男人。当她得知自己不幸患病，给他打电话说了自己的病，没想到"高级知识分子"知道这个事情之后只是冷冷地说了一句：知道了。从此之后居然断了线，再也联系不上了。红妹受到了很大的打击，得知生病的同时失恋了，意志消沉了很长一段时间。后来她听其他朋友说在路上看到她前男友了，旁边有一个小鸟依人的姑娘。她曾经伤心过，也怀疑过，甚至想是不是自己误会他了，找了各种善意的理由想让自己原谅他。现实却是残忍的，事实的真相就是不爱了。从那之后她就暗下决心，现在乳腺癌的治疗效果还是很不错的，她要积极配合治疗，一定要重新开创自己的生活。

青姐虽然 50 岁了，但她保留乳房的理由和我差不多，就是因为在意。很多人都觉得年纪大一点儿要不要乳房都无所谓，保命比较重要，可她就是执意觉得女人不能没有乳房。

我患病后，眼里的世界发生了很大的变化，人情冷暖瞬间被放大了，听到红妹的故事会替她感到惋惜。这大概是我们这些姐妹更加珍惜生命的原因吧。我们就这样互相安慰着度过每一次的治疗。我们建了自己的微信群，几个病程类似又比较聊得来的病友会把住院和复查的时间调整得差不多，就是为了在治疗期间大家能在一起相互陪伴，相互安慰。

在第一次评估的时候我的肿瘤有了很明显的缩小，这真是一个可喜的消息，家里人也都替我开心。我想起吴主任之前提到过，新辅助化疗最大的好处之一就是可以知道肿瘤对化疗药物的反应。肿瘤的缩小给了我更多治疗的信心，证明了我的决定没有错。药物治疗的效果很乐观，我终于可以不再因为会失去自己的乳房而困扰。好多病友说后面化疗比开始的时候反应严重，尤其是第三、第四次化疗的时候会觉得有些生不如死。我不知道是因为肿瘤变小带来的鼓励，还是因为和大家交流多了有经验，我在第三、第四次化疗的时候反而觉得整个人轻松了许多。第一次化疗开始的时候就有些病快快的，也不是特别能吃得进东西，后面几次竟然好很多，我听病友的介绍在化疗的时候含几片橙子，然后少吃多餐，化疗当天能够吃点粥，喝点汤，人也没有那么疲倦。

最后一次评估的效果非常乐观，我的肿瘤几乎完全消失了，超声显示只剩下很小的阴影，吴主任说我这种情况的手术效果应该很不错。终于等到了手术前晚，我夜不成眠，辗转反侧。"睡一会儿，别怕，你化疗的效果这么好，肯定能好。"老公一次次地抱着我、安慰我，我答应他，假装睡着了，其实脑子里却一会儿一片空白，一会儿又像在走马灯。我希望我能安安心心地睡觉，内心却想起那些

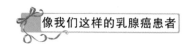

电视剧和电影里的场景，万一手术不顺利在手术台上出问题怎么办？万一手术中间大出血怎么办？其实后来手术的过程和医生术前谈话说的一样，我睡了一个好觉就被推出了手术室，医生告诉我手术很顺利，保乳成功。果真现在的手术技术、麻醉技术都很成熟了，完全不像我之前想的那么可怕。术后第二天就拔掉了尿管，身上"五花大绑"，胸前厚厚的纱布让我有些喘不过气来，并且还有两根引流管带在身上，里面不停地流着淡淡的血和组织液，行动很不方便。但我知道，就是要靠自己努力一点，让自己的身体能够尽快恢复，只要这最难熬的时候熬过去了，听说后续的放疗就没有化疗那么辛苦了，只是可能会有放射性皮炎之类的反应。

手术后我的乳房两边看起来并没有很大的变化，吴主任用了他独创的微整形技术帮我进行了乳房塑形，效果不错，伤口也不明显，术后效果我很满意。就这样，我结束了这个阶段的治疗。

治疗结束半年后的复查一切正常，到现在我和姐妹们仍旧一直联系，互相鼓励，还组织一起卡拉 OK，我们姐妹之间都把癌细胞叫小家伙，每天都在用乐观的心态和它相处。而我也可以回到一直很喜欢去的泳池，闻到了泳池里久违的消毒水的味道，觉得很满足，生活又慢慢地恢复到了从前的样子。

患了癌症之后才发现人生最重要的是生命和家庭。金钱、工作、社会地位都没有想象的那么重要。以前我曾经觉得自己在公司是一个很重要的人，现在才意识到，谁都可以没有我而存在，但唯有家庭不能没有我。治疗开始之前我曾在生殖中心保留卵子，这也给了我继续拥有一个健康孩子的机会，虽然怀宝宝的时间推迟了，但是医生说如果我恢复顺利，没有复发，过几年还是可以拥有一个健康的宝宝。我幻想着宝宝未来的样子，虽然妈妈会迟一点才能和亲爱的宝贝见面，但是妈妈还是有机会做一个完整的妈妈，宝贝，等我。

最好的时光，

不在别处，不在他时；

就在脚下，就在眼前；

已裹着芬芳花海朝你袭来，

聆听一簇花语，开启一段旅途。

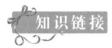

知识链接

为何有些患者要做术前新辅助治疗？

有些患者希望用保乳手术替代全乳切除术，对于这些患者，为了缩小肿瘤体积使保乳手术成为可能，医生往往会建议在术前给予抗肿瘤药物治疗。这种术前抗肿瘤药物治疗的方式就称为新辅助治疗，其中最常用的是化疗，也有部分患者会使用内分泌治疗和抗 HER-2 治疗。现已有相关大型研究证实接受术前化疗和术后化疗的患者在生存率和复发率上没有明显的差异。在新辅助治疗实施过程医生会观察评估所使用药物是否可以使肿瘤体积缩小，这对于临床上发现更新、更有效的药物的研究也有着重要作用。

慧慧：我不想做 少奶奶

姣姨：只要能活着……

"我只是一个普通的农民，不会说啥故事。"

我只是一个普通的农民，不会说啥故事，只能讲讲自己的患病经历和治疗感受。

最早发现我乳房出毛病了，是看到内衣上有些咖啡色的东西，先以为是干活累的或者衣服没洗干净，可是连续几天都有这样的东西。我这才想着仔细看了自己的乳房，原来乳头有个地方可以挤出血水来，不仅如此，乳头下面好像还有一个小硬块，我被吓坏了。

老乡告诉我武汉大学中南医院吴高松教授水平很高，我老公长期在贵阳打工，所以是女儿陪我一起到了武汉。吴主任安排我做了乳腺肿物穿刺活检，确诊为乳腺原位癌伴浸润性癌。我没读过几年书，并不知道癌症是什么，也不知道这个病有多严重，但我看到我女儿拿到结果之后哭了，心头一紧，我问她我这是个什么毛病，她哭着说："妈妈，这个病不太好，但您别慌，我们赶紧治疗。"

这天，我失眠了，想了很多：不太好？有多不好？女儿哭得那么厉害？还说要住院做手术？要住多久？老公不在，家里农活怎么办？老父亲谁照顾？这个手术怎么做？贵不贵？这得花多少钱啊？

24

哪里来的钱治病啊？把老公喊回来他不是要误工？……糊里糊涂地才眯了一会儿。

第二天，女儿帮我收拾了行李就硬拉着我住院了，隔壁床病友也得的是乳腺癌，说是已经是第四次化疗了，病友还告诉我说我这个病和她的病一样，叫乳腺癌，需要做手术切掉一边的乳房，然后可能还需要像她一样打那个红色的药水，会吐，还会掉头发……听她讲得我完全懵了！就因为乳头流血，会有这么严重？这是什么怪病?！还要割掉我一边的乳房！那我还是个女人吗？那个红药水怎么那么厉害，会把我变成光头?！想到这些我就喘不过气来。

我找到了我的管床医生侯医生，他给我详细解释了我的病情，他把我的乳房比喻成一个苹果，现在这个苹果心子烂了，所以流水了，如果不做手术，很快这个苹果会全部烂掉。由于这个病还可能已经影响到了身体其他的地方，需要用一种叫"化疗"的治疗把这些可能的病变杀死，每个人情况不同，有可能要用到红色的药水，这样其他地方才不会像这个烂苹果这样坏掉。我这才基本理解了我的病是怎样一种病，如果不做治疗，这个"烂苹果"可能会要了我的命。

女儿和老公要我不要担心钱的事情，先好好治病。我也慢慢接受和理解了自己的病，听从医生的安排做了手术。没想到的是，手术挺顺利，化疗之后我的身体却出现了严重的问题：吃什么吐什么，整夜整夜地睡不着，更为严重的是第一次化疗结束后我发烧了，39℃，我难受极了，身上寒战，没有一点力气，躺在床上动不得。医生说我这是化疗的反应，叫严重骨髓抑制，白细胞、红细胞、血红蛋白数量都降到最低，所以把我转到了血液内科层流病房。

我再也不愿意去那个鬼地方了！那里与外界完全隔离，而且静得可怕。我迷迷糊糊地觉得自己是不是快要死了，所以被送到那个

姣姨：只要能活着……

地方等死，每天就半睡半醒，也没人说话。不知道这样过了几天，直到我精神好一点，竟然能从那个地方出来又见到我的家人。他们说因为我当时情况严重，怕出现感染所以被送去隔离，还好现在捡回来一条命。

在鬼门关前走了一遭之后，我突然想明白了，只要活着，比什么都好，掉头发还有失去乳房都不算什么的，可如果我死了，那就什么都没有了。后面的治疗，医生对我更加关怀备至，并且提前使用药物防止了我再出现第一次化疗后的骨髓抑制的情况。我开始不去想那么多，学着和病友聊天，看她们吃些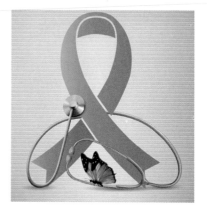什么就不会出现我那种白细胞极度低的情况，尽量地配合治疗。

我一共进行了 8 次化疗，前面 4 次吐得会比较明显，后面 4 次反应要轻一些，前后在医院折腾了半年总算是可以回家了。医生说，回家之后做过手术的那边手不能做重活，然后还要按时到医院去检查，生活上和以前也没有很大的不同。老公依旧出去打工挣钱，只是电话问候会多一些，女儿帮着把地里的活都做了，我就和老父亲一起在院子里晒晒太阳，喂喂鸡。我这个人对生活没什么要求，就是活着，能够看到女儿结婚，抱抱孙子，就这样简单地过就蛮好。

即使遭遇了人间最大的不幸，能够解决一切困难的前提是——活着。只有活着，才有希望。无论多么痛苦、多么悲伤，只要能够努力地活下去，一切都会好起来。

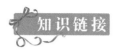

怎样可以减少化疗期间的呕吐？

针对癌症的治疗可以缓解病情甚至挽救生命，但同时也会给患者带来一些副作用——乏力、恶心、呕吐等。而化疗期间呕吐是最为常见的化疗反应之一。

在化疗期间，除了需要服用止吐药物，还要特别注意饮食，避免食用过甜、油炸、辛辣刺激的食物，特别要避免有气味的食物，因为食用这些食物可能会诱发恶心症状。医生建议患者可以多食用一些没有明显气味、易于消化的食物，三餐则以常温的饭菜为宜。注意要少吃多餐，细嚼慢咽，不要暴饮暴食，适当饮水，饭后不要立即平躺，同时多尝试放松身心等也会对减少呕吐有帮助。

姣姨：只要能活着……

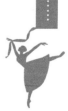

27

刘姥姥：**人要活得洒脱一点**

"第一次被诊断为癌的时候，我很紧张。这次，我想开了。"

我今年 75 岁了，已是古稀之年，我想别人一看我这满头的白发也会觉得我的故事特别有说服力吧。有病友说我这个人有着罕见的乐观、热情，其实我只是经历多一点，想得明白一点而已。每个人都会面临生老病死，既然现在我们还活着，就应该想得开一点儿，好好地活着。

早在 6 年前，癌症就找上了我，那时候是胃癌，当时知道结果的时候就像在地狱里煎着、熬着，觉得拿人的心在油锅里煎也不过如此吧！难道这就是我的生活？天天活在担心、痛苦和害怕里？那次手术住院的时间长，在医院里的时候看着同病房的病友们来来去去，今天这个住进来，明天那个又出去了，有的病友萎靡不振，也有的病友化疗时一边难受得吃不下饭去呕吐，一边稍好一些又大声说笑起来。看着他们，我也慢慢想通了，得病的不只是我一个人，得了癌症的人，哪一个不痛苦？可有的人在痛苦之后坚强地站了起来，有的人是疾病还没有把身体打倒，害怕和恐惧先把意志打垮了，我总得选一条路去走。既然有那么多的抗癌英雄，有那么多的人和我一起在和病魔抗争，那我流泪、害怕、担心都是没用的，只有振作起来，才能好好地和癌症斗争一番。回想起6年前的那个手术可真是难熬，1周都吃不了饭，鼻子里还插了好几天胃管，那种痛苦我至今都无法忘怀，调养了好久才恢复过来。我从那时便开始过上了吃斋的日子，规律生活，每天早睡早起，只要天气好就去公园打个太极，没曾想这样的慢生活让我顺利地过了5年多，我的胃癌没有再回来找我。好多人都不相信我经历过癌症，一些知道病情的朋友都说我算是"抗癌英雄"了。

我想我是能不辜负"抗癌英雄"这样一个称号的，因为第六年的时候，我无意中摸到我的右乳内侧长了一个包块，不痛不痒的东西也许没事吧，尽管内心有点不安，但我还是抱着侥幸的心理。想想当初得胃癌的时候，我的胃是一直隐隐作痛的。如今我老伴已经80岁了，一双儿女全部在国外，我只能先自己去医院检查一下。没想到医生一摸就说我这个包块不好，可能是癌，要我立刻住院。又是癌！太邪门了，一个人身上可以得两种不同的癌症吗？我这个平时连蚂蚁都不愿意踩死一只的人，怎么能连续两次遇到这个可怕的病呢？可我还是接受了这个事实，这次我想开了，何况医生说乳腺癌的预后一般比胃癌好很多。癌症算是我的老朋友了，我反正也和它和平共处了6年，多一种、少一种也没什么，还不是照样活得好好的，人到这个年纪也没几个不生病、不长期吃药的，身边的老朋友们有已经过世的，也有长期被心脏病、高血压、糖尿病、慢性支气管炎这些病折磨的，这些病也一样很难治愈，为什么癌症一定要治愈呢？大概人老了，身上的某些零件就老化了，不中用了，就会出现问题，癌症只是这些零件出现问题的一种形式罢了。

真要住院、做手术，家里安排起来还是有些困难，老伴年纪大了，子女又不在身边，只有我妹妹可以来照顾我，幸好医院里吃饭

刘姥姥·人要活得洒脱一点

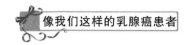

什么的还算比较方便，倒也不是太麻烦妹妹。医生不建议已经上了年纪的我保乳，也不建议我化疗、放疗什么的了，就建议我直接切除乳房，我想想不折腾其他的也好，再扛一轮化疗我肯定受不了。我的身体这几年锻炼得还行，手术挺顺利，除了手术当天有些难受之外，第二天已经可以吃东西了。发现能吃东西我很开心，不给我的鼻子插管子，右边乳房也只是少块肉而已，比起术前1周不能吃喝好太多了。

医生、护士们对我这个高龄患者是很照顾的。我胃不好，不能吃生冷的，我妹妹不在的时候，护士们会主动帮我用微波炉把饭热了送过来，我也很爱拉她们说说家常。两次大病住院，让我对医护人员的看法改变不少，没生病以前我很讨厌进医院，觉得医院的医生、护士都没有人情味，每次感冒发烧，去抽血打针都觉得他们是例行公事，与我们交流很少。后面住院住得久了，和他们熟了，发现他们其实也都是普通人，甚至更多的具有一种天生的亲和力和怜悯心。记得有个病友突发情况走了，医护人员为了抢救一晚没睡也没有救过来，我看到值班的小护士在做完最后的护理之后躲在护士站偷偷地擦眼泪，转身面对家属的时候又显得很淡定、很专业地告诉家属后面需要做哪些事情。这些护士才20岁左右，估计见到这些事情内心也是怕的，挺难为她们的。每天查房，医生、护士们都会亲切地问候："刘姥姥，今天身体觉得怎么样啊？有没有哪里觉得不舒服啊？"让人内心暖暖的。我不懂用微信，他们就主动帮我联网和远在国外的子女视频，让孩子们对我的情况放心。尽管我眼睛有些老花，却很喜欢织毛衣，我喜欢穿自己手工织的毛衣，觉得更舒适、暖和。有感兴趣的护士们下班了会到我床边来看看我绣的那些花样子，向我询问一些织毛衣的小技巧，说是要回去给孩子织小衣服，织好了还给我看她们孩子的照片和视频。

我以前年轻的时候，管孩子管得很严厉，觉得只有孩子们都有出息才真的很有面子。现在孩子们都事业有成，在国外有自己的生活了，我又很希望他们能陪在自己身边，羡慕那些身边儿孙成群的老头、老太太。我从来不和孩子们说我的这些想法，不愿意他们担心，即使生病我也不想影响他们的生活，不想他们放下工作回来看我。这次我只是给他们说我做了一个小手术，手术很顺利，要他们不用回来。

这次住院期间，我认识了很多和我"同病相怜"的病友，她们都比我年轻，好多病友知道生病之后就像我第一次知道得癌那样哭得稀里哗啦的，我就和她们说，你们不要怕这个病，你们看看我这个老太太，都是双料癌症患者了。我给她们讲述我自己亲身经历的一些感受，告诉她们得知自己得病后，开始都是接受不了的，想通了就好了，人只要活一天就好好地活着，就是赚到了，不如洒脱一点，把注意力放在能够让自己开心的事情上面。

出院之后，有些病友会给我打个电话，和我这个姥姥聊聊心事，也有陪着我一起去打打太极拳的。社区的志愿者不仅定期给我送一点米和油，还教会了我用微信，现在不用年轻人帮忙，我也可以和儿子、女儿、孙子、孙女进行视频聊天了。

儿子怕我在家里无聊，专门从网上给我订了一个烤箱，我便自己去书店选了一些做小点心的书，一心想着做一些健康美味的小点心款待我的"战友"们。没想到附近一所高中的志愿者活动说要组织孩子们到我家探望我和我老伴，我正好赶着做了一些健康小饼干。孩子们都说特别好吃，我非常开心。我老了，喜欢热闹一点，也喜欢听孩子们讲学校里有趣的事情，孩子们都很有朝气和活力，与他们在一起时，感觉自己也年轻了几十岁，仿佛也是他们中的一员。

别看我这般年纪了，想做的事情还很多，最近我又学着上网，

刘姥姥：人要活得洒脱一点

31

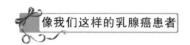
学会了用QQ，学会了上淘宝，学会了用滴滴打车，学会了用微信支付，继续保持着自己快乐的生活状态。

　　我的愿望不大，不指望这两种癌症不再出现问题，但是希望它们能和我和平共处，让我能够活得久一点，多看看、多感受一下这个世界。

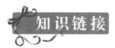

乳腺癌的随访和复发问题

　　乳腺癌的治疗结束后，有很多人会困惑并担心癌症复发，因此随访就显得极为重要。随访的目的是监测患者身体和心理健康，治疗并发症，同时警惕癌症复发的征象。患者需要坚持复查并注意一些特别的症状和体征，如无法解释的持续性疼痛、无法解释的体重减轻、乳房或手术瘢痕周围组织中的变化和新的肿物、一些困扰你的异常感觉等。乳腺癌的复发风险取决于原发肿瘤的性质、大小，以及受累淋巴结的数量等因素。

全哥：我的乳房里长了一个结节

> "我没有想到，我那平平的胸部里居然也会长结节，还是恶性的。"

我今年 53 岁，是一名铁路工作者，女儿刚刚组建了自己的家庭，她的终身大事解决了我也没什么压力了，为家操劳半生的我终于可以安心舒坦地过自己的日子了。每天除了上班之余，就是摆弄摆弄我家里那些植物，逗逗家里的鹦鹉。然而好景不长，我没有想到我右边胸部里面的小结节竟然变化了。

早在 7 年前我就摸到自己的右乳里面有一个小疙瘩，左边没有。我想我一个大老爷们，乳房里也不会生什么不好的毛病吧。单位体检的时候，医生说我是男性乳腺增生，没有什么大碍。开始的时候我内心也很忐忑，所以自己上网查了一下，网上说男性乳房增大一般都是乳腺增生，或者是一些表皮肿物，男性乳腺癌非常罕见，只占乳腺癌发病率的 1%～2%，想到这种概率非常低，我就放下心来。今年这个包块有些变化，感觉比以前大了，也更硬了，单位体检时医生对照以前的结果说，这个结节是长大了一点，还是考虑增生的可能性大一些，但是不能排除在原来增生的基础上长了一个包块，

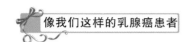

如果我不放心，可以去医院检查一下。当时女儿正要结婚和装修新房，我忙前忙后就一直没有空去医院，直到把女儿的事情都安排好了，我才抽空去医院检查了一下。这次到医院检查，我想直接把右边乳房里这个结节做手术切掉，免得它产生什么变化。

入院后医生安排我做了一个乳腺彩超检查，超声报告上写着：右侧乳腺实质性包块伴钙化灶，疑为右乳癌。医生的报告发错了吧！男性乳腺癌发病概率那么低，可能性太小了，这里有个包块也不是一两天了，只是之前好像没有这么硬。也许这个硬结就是增生，是彩超报告不准确吧，我抱着侥幸的心理和我的医生聊了一下，医生建议我做穿刺或手术治疗后通过病理切片来确诊。我和爱人商量了一下，因为我本来这次住院就是想彻底去除这个结节，并搞清楚它到底是什么性质。听说万一穿刺得不好会检查不出问题，所以我就选择了直接手术治疗，这样可以更早知道准确一点的病理检查结果。

真是越怕什么就越来什么，肿物切除之后病检示：右乳浸润性癌。随后我在全麻下做了右乳癌改良根治术，手术很顺利，术后病检：（右侧）乳腺浸润性癌，右侧腋窝淋巴结（1/17）可见癌转移。手术结束后，虽然恢复得挺好，也挺顺利，但是消极负面的情绪一直笼罩着我，从来没有这么沮丧过。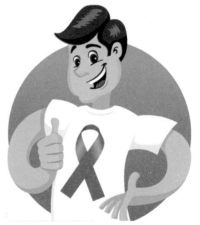我不知道自己在干什么？想干什么？能干什么？我的内心实在很难接受这个结果：这明明是个女人得的病，为什么我会得？之前诊断为增生是误诊还是后面肿块发生了变化？如果早点发现，是不是就不会转移到淋巴结？我以后和别人说我得这个病是不是会被人笑？我每天待在病房里不愿意出病房，也羞于和其他病友聊自己的患病情况。有些时候我会突然很烦躁，旁边的人对我一切的安慰我都觉得是嘲笑，我常发脾气说老婆弄的饭难吃，医院护士打针好疼，令大家都觉得我那段时间变得有点不可理喻。其实我知道我只是自己内心觉得很恐惧，我不知道怎样可以走出眼下的困境，坐在病房里看到病房门口有一些光头的女患者经过，听说那些就是乳腺癌的患者，她们没有头发了是因为化疗造成的脱发，还有路过一些病房看到有人吐，听说那也是化疗的反应。我想我可能出不了院了，我就一直在医院算了，一个男人得这种病哪里还有脸面出去。住院前我曾信誓旦旦地和老王说，让他等我出院，我要和他好好地比一场。现在却听说做手术的这只手做了淋巴结清扫以后就一直不能做太剧烈的活动，兄弟们以后叫我去打羽毛球比赛也都不能去了。

我的管床医生和护士每天都会来病房看我，特别关注我这个特殊的"少奶奶"，因为他们发现了我的情绪不太好。虽然侯医生很忙，但他还是会抽空开导我，都是男人比较好交流。他给我讲了很多癌症故事，他说得最多的一句话就是："人生短短几十年，既然得了病，就要正确面对，现在医学很发达，有各种各样的治疗方法。乳腺癌是癌症当中治疗效果最好的病种之一。和您一样患乳腺癌的病友，还有活 20 多年、30 多年的。您没有理由不珍惜生命，尤其是男人，作为一家之主，更要坚强起来，战胜病魔。"

我脑海里一直想着侯医生的话，看到憔悴陪伴着我的妻子和女儿，我突然感到了一种责任心。其实已经很幸运了，自己并不是一个人在面对，在最需要家人陪伴的时候，她们都在我身边无声地照顾我，即使我因为那些芝麻大的事情就对她们乱发脾气，她们也都

全哥：我的乳房里长了一个结节

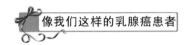

没有被我吓到或者被骂走。她们每天工作也很忙，还尽量抽空守着我。其实人生图个什么呢？她们给了我这样好的一个家，这就足矣！我应该重新振作起来，好好珍惜眼下的一切。

经过几天的术后恢复，我的状态一天天好了起来，伤口也慢慢长好了。我开始觉得自己精神上轻松了很多，渐渐地卸下了思想包袱，没有那么烦躁了，我学着和其他患者聊天，他们都说我有福气，女儿很贴心，每天下班还专门赶过来看我，比他们养儿子好。我的心理状态发生了变化：想着高兴也是过一天，不高兴也是过一天，未来还不知道有多长时间？那为什么不高兴地过一天呢！这样对大家都好！不然还要几个女人担心我一个大男人的身体，拖累她们。

术后两周伤口才刚拆线，我就开始了第一个疗程的化疗，虽说我认为做好了足够的思想准备去接受化疗，但一想到那些被化疗折磨的病友们，我的内心还是很忐忑的。病友们告诉我说大红色的那瓶药，像红墨水兑水的颜色，那是表柔比星，用了之后的小便都是红色的，还会剧烈地呕吐。幸运的是，我的化疗反应并没有其他的病友严重，即使是使用这传说中的"红药水"时也没有出现很严重的恶心、呕吐等反应，出院前复查血常规也在正常范围内。可能是因为我是男人，比较能扛得住化疗吧。也可能是我平时锻炼身体，体质不错。令我感到恐惧的第一个化疗疗程就这样完成了。第一次治疗，我在医院已经住了快1个月了，有种闷坏了的感觉，现在我终于可以回家透透气、晒晒太阳了。出院的时候我的妻子和女儿都来陪我办理出院，我很开心，走的时候还和医生、护士们调侃说下次再见。

我原以为后续的化疗反应会大一点，没想到第二次化疗也是一样，比较顺利。医生、护士们也都觉得我整个化疗过程的化疗反应相比其他患者确实轻松不少，所以后续的化疗我就没有要家人全程守护了，只是化疗当天家人陪一下，其他时候都是我姐姐来送饭。平时我就自己边打针，边看看报纸、手机什么的。我始终觉得男人还是要能扛一点儿，眼下的治疗我完全可以自己照顾自己，妻子和女儿都有自己的事要忙，我就少麻烦她们，不让她们担心就好。

后面几次化疗，我每天都会在病房走廊散散步，每次都能坚持半个小时。医生、护士们看到我，问我这样累不累？我说不累，多锻炼有利于身心健康，放松自我，这样疾病也会好得快一些，多走走人也会显得精神一些、朝气一些，也就不会再去想其他不好的东西了。

住院次数多了，几个经常见面的病友经常一起聊天，我这个人，一聊天就没完没了，老婆常说我聊天聊得都得意忘形了。化疗反应重的一些病友很羡慕我没有很明显的反应，我就给她们介绍一些自己的心得体会，什么少吃多餐、加强营养、适当活动等，鼓励她们坚持下去。她们看到我化疗的时候精神状态这么好，便增添了一些治疗的信心，我都没想到自己还可以帮助到这么多的病友，帮助她们的同时我也更加乐观。

记得治疗之初，我总是想："为什么偏偏是我？""我能做什么？""我为什么会得这个病？""它为什么在这个时候才被发现？""它对我有多大的影响？""我还能活多久？""我是不是要安排后事了？"……这些问题让我很惶惑，夜不能寐。重病之下，人似乎能够穿透日常生活，看到真正与命运咬合在一起的东西，慢慢地，我把这场疾病当成一种险恶的战斗，我有很多战友，我的医生、护士还有病友们都是和我一条战线上的战友，他们都在与我共同作战。

最近所有的治疗结束了，我也有些闲不住，还是继续去单位上

全哥：我的乳房里长了一个结节

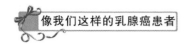

班，下班后散散步、下下棋。这个周末，我准备约上老王，在家泡上一壶好茶等着他来，和他对弈"楚河汉界"，拱卒、跳马、出车、飞象……棋盘之上，兵来卒往、炮飞马跳，"棋"乐无穷。

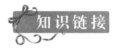

男性乳腺癌

1%～2%的乳腺癌发生于男性，男性乳腺癌发病时的年龄往往较女性更大，总体来看男性乳腺癌与女性乳腺癌发展类似，并且和女性一样，激素水平会影响男性乳腺癌的进展。男性乳腺癌的标准治疗是尽可能地手术切除肿瘤，一般推荐全乳切除术，包括全部乳腺组织及腋下淋巴结。男性乳腺癌的生存率与肿瘤分期与女性差不多，但由于男性对乳腺关注度低，早期诊断相对较困难。对于有乳腺癌家族史尤其是 BRCA1 和 BRCA2 突变携带者，以及睾丸异常、肝硬化、不育、乳腺射线暴露史等情况的男性应警惕男性乳腺癌的发生。

甜甜：面朝大海，春暖花开

一觉醒来，胸前"有一条沟壑的平原"消失了，我有点不相信自己的眼睛，我失去的乳房又回来了。

一觉醒来，胸前"有一条沟壑的平原"消失了，我有点不相信自己的眼睛，我欣喜地摸着胸前的绷带，感受着胸前高耸的"山峰"，我失去的乳房又回来了。

我叫甜甜，今年36岁，我是一年前确诊为右侧乳腺癌的，医生当时让我选择手术方式的时候，我想着乳房的作用不就是哺乳吗？复发的风险我更加无法承受，我不想给癌症再留下任何机会，所以我选择了全乳切除。可当我做完手术看到自己的样子还是惊呆了，即便知道这一切会发生，依然没有真正做好充分准备接受这一切。我的右侧乳房被完全切除后，隆起的"山峰"没有了，不仅仅觉得胸前空荡荡的，我的心也空荡荡的。我失去了曾经引以为傲的乳房，在我的右侧胸前只剩下一张皮和我的胸壁紧紧贴合。尽管术后伤口愈合很顺利，可是看着胸前那条像小沟一样浅浅的凹陷与腋下的瘢痕相连，我的内心仍旧心如刀割。每根肋骨清晰可见，我的胸变成了一块平板，僵硬的"半壁江山"让我彻底地失去了自我！我无法接受自己胸前的模样，我后悔做手术了，现在的我宁可病死，也不想这样丑陋。

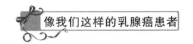

　　和其他的病友聊天时，她们告诉我，她们和我一样有类似的感受，有时候觉得失去乳房的痛苦比生病本身更加难受。小美是手术后两年来复查的，她悄悄地告诉我，她的老公这两年从来没有碰过她，她知道他其实是拒绝看她的伤口，这种行为已经无意中伤了她的心。她都不知道他是不是在外面有了人，即使他在外面有了人，她也做不了什么，没了乳房，她便觉得自己不像个完整的女人，因此也彻底失去了征服男人的信心。从外观看，其实看不出来小美的乳房是做的全部切除，她神秘地冲我一笑，说都是假象。她让我摸了摸她胸前，两边的手感是有区别的。她告诉我说她戴的是义乳，是由硅胶材质做成的假乳房。她买义乳的那家店里有很多种款式可以选择，有无钢托的文胸，有夹层的睡衣还有泳衣，里面都配有填充物。义乳通常是三角形或者圆形，颜色和皮肤的颜色类似，表面光滑有弹性，手感还不错，细心的商家还在中间做了一个小凸起，和乳头看起来差不多。只要把搭配好了大小和重量的义乳放进这些特制的有隔层的文胸、睡衣或者泳衣里，穿衣服的时候可以看起来和没有做手术一样。刚开始的时候她并不知道有义乳这个东西，还是其他病友告诉她的，听说如果没有选择合适的义乳，身体两侧的重量会不一致，会造成身体失衡引起脊柱侧弯，有些胸部丰满的病患在预后甚至会因为走路的时候失去平衡而摔倒。

　　生病之后好不容易熬过了化疗，我就联系了小美，去她说的公司选了一个适合自己的"乳房"。我慢慢地学着振作，以照顾和陪伴孩子为由，拒绝和老公再住在同一个房间，我不想和小美一样去经历老公的冷漠，那会伤了我的心，我宁可自己主动造成这样的结果，也不希望看到老公摸到我伤疤时的那种尴尬和失落。我加入了一些乳腺癌的互助群，和"同病相怜"的姐妹们交流一些康复的心得。有一天有一个姐妹在群里说她实在受不了没有乳房，所以她选择了乳房再造的手术，她感觉效果还不错。

之前也听人说起过乳房失去了还可以再回来，需要做一种叫作乳房重建的手术。我身边尝试行乳房重建手术的人不多，加上化疗的痛不欲生，让人放弃了再做任何治疗的想法。听群友一说我顿时心动，我上网查了一下相关的信息，发现真的有这样的手术，很多大城市的医院都已经开展这个手术很久了，效果也很不错。

　　我立马告诉了家人我的想法，家里人都不太容易接受，为什么我好不容易折腾完所有乳腺癌的治疗，刚刚恢复以前的生活，就要无缘无故地再去做手术。包括我妈都劝我说，割了就割了吧，还装什么假的。即使同样是女性，她也不能体会我失去乳房之后的那种痛苦，可能每个人对于美的理解是不同的，我属于对美看得很重的这一类吧。

　　我经过多方打听，最后选择了武汉大学中南医院吴高松主任，吴主任仔细评估了我的情况之后，告诉我由于之前行过手术的原因，需要先在乳房里面放一个叫作乳房扩张器的填充物，然后要进行每两周一次的填充，也就是往这个填充物里面注射生理盐水。等到"乳房"长到和对侧差不多的时候，才能够取出填充物，放入植入体，再将我身上一块称为背阔肌的肌肉"转个身"，这样就可以弥补我右侧乳房切除术后胸壁的创伤和乳房的缺失了。

　　往填充物里注射生理盐水的过程很神奇，我时常忍俊不禁，感叹乳房如此快地又长回来了，也许我可以重新穿泳衣了，觉得自己又开始像个女人了。注入盐水后的 1～2 天内会让人不舒服，但它每膨胀一点，乳房看起来就更饱满一些。整个过程完成后，下一次手术是将填充物取出、置入植入体，这样才算真正完成了全部的手术。我选择了春风和煦、正值樱花芬芳的 3 月再造我的乳房，见证奇迹。

　　一切都很顺利，我曾经硬邦邦平坦的胸壁竟然又恢复了隆起的曲线，拆线之后我忍不住用手轻轻地触摸——胸前凹陷没有了，紧绷感没有了，右侧再也没有了之前那种空落感而变得柔软和有弹性。

　　吴高松主任查房的时候和学生们说，你们看看她就知道这种手

甜甜：面朝大海，春暖花开

41

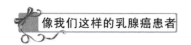
术对患者有多重要了，他说每一个选择再造手术的患者术后都是有笑容的。听到吴主任这么讲，我不好意思地笑了。

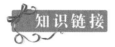
知识链接

何为乳房再造手术

乳腺癌术后的乳房再造，不仅仅是找回女性原有的美，更是为了帮助患者重拾生活信心，更好地回归家庭、社会。何为乳房再造？乳房再造即乳房重建，也就是利用自体组织或乳房假体置入并填充缺损的手术部位，为患者"造"一个乳房。只要是身体条件许可，无严重慢性疾病、基础性疾病的乳房缺失的患者，有再造的要求，就有手术的适应证，晚期乳腺癌并不是乳房再造术的绝对禁忌证。

乳房再造包括一期再造（也叫即刻重建）和二期再造（也叫延期重建）。一期再造是在乳房切除的同时进行乳房再造与修复。优点是切除与再造一次完成，减少住院时间与费用，不必经历失去乳房的心理痛苦，再造乳房的形态较好，不会推迟辅助的放射治疗或化疗，也不会增加局部的复发。二期再造（延迟乳房再造）指乳房切除术后任何时间都可以进行乳房再造。一般是术后3～6个月后，即完成化疗后进行，如果是术后进行放射治疗的患者，则宜在停止放疗后6～12个月后进行，即待放疗后皮肤及皮下瘢痕软化后进行。乳房再造的手术方法包括自体组织（横形腹直肌肌皮瓣、背阔肌肌皮瓣、显微外科组织游离移植、自体脂肪）、乳房假体（扩张术后乳房假体置入、扩张型乳房假体置入、乳腺体置换疗法）、自体组织和乳房假体联合应用（背阔肌肌皮瓣联合乳房假体）等手术方式。

小玲：人生就像扑克牌

人生有时候就像在打扑克牌，如果不够幸运，总会抓到几把烂牌，有时烂牌刚拿到手，就觉得必输无疑了。

我叫小玲，生病之前我是一名护士，患病至今，我与乳腺癌抗争了4年。

4年前，确诊为乳腺癌时的我才24岁。那时我的青春刚刚启航，而在这个年纪患癌让我感觉命运待我很不公平。我曾经看过一句话，人生有时候就像在打扑克牌，如果不足够幸运，总会抓到几把烂牌，有时烂牌刚拿到手，就觉得必输无疑了。这说的会不会就是我呢？

我从小在农村长大，在家人建议下我读了护校，到毕业那一年我都觉得我的人生很顺利，老天爷待我还算不错。毕业之后我去了一家离家不远的三甲医院，成为一名妇产科的护士。虽然辛苦一点，但我很热爱自己的工作。护士是被喻为上帝差遣到人间治病救人的白衣天使，是人们心中纯洁、善良、爱心的代名词，而我则有幸地从事了这份神圣的职业。

那时我和几个好姐妹一起在单位附近租了一个房子，大家一起生活，一起欢笑，一起讨论自己心中理想男人的样子，一起憧憬着未来的生活。到这个城市的第3年，我开始计划着我的人生，攒了

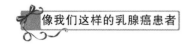

一点钱可以付一个小房子的首付，然后找一个好男人把自己嫁了。可这一切的美好希望都在检查出癌症的那一刻破灭了。在那年的体检彩超中，我的左乳被发现有一个低回声包块，边界不清，呈毛刺状，有丰富的血流信号……我看着报告就知道可能不太好，"边界不清""毛刺状""丰富血流信号"这些都是恶性肿瘤的特征。我这么年轻，这可能吗？我抱着一丝希望，找到医院做乳腺彩超最好的医生复查了一次，还是同样的结果。

拿着这个检查结果，我有一种梦碎的感觉，之前憧憬的一切，瞬间都化为泡影。作为医务工作者，我心里很清楚这对于我意味着什么，知道得越多，越觉得可怕。我似乎总在暗示自己，我怕是挺不过去了，总是无法克制地想哭，想要逃离现在的一切。如果有人告诉我，在 24 岁的时候会有这样一种病痛夺去我剩下的人生，我肯定会换一种不让自己后悔的活法。我很不甘，我甚至没有体验过爱情，便已失去了爱的资格，现在的我完全失去了做梦的力量，什么都不想做。

我的父母知道了我的病情以后，第一时间就来到了我的身边，单位同事和领导知道后也很照顾我，护士长还亲自给我的主管医生打了招呼，安排了单独的两人间病房以方便家人在我身边照顾我。同住的姐妹，还有很多同事朋友都专门来看我，安慰我说乳腺癌还好，比其他的癌症好很多。没有想到，我情况其实是很糟糕的，我被诊断是乳腺癌晚期了，脑部都有转移病灶了。我不敢相信这样的结果，我不是每年都体检吗？怎么一发现就是晚期，我心底的平衡被彻底打破了，脑转移意味着我命不久矣啊。我想起实习的时候见过一个肺癌晚期的大学老师，正是处于 30 岁出头的大好年华，刚要被评为副教授。据说他生病是因为忽略自己的身体赶论文，每天晚上抽烟熬夜，他被发现生病的时候，癌细胞已经移到脑组织了，而他的孩子才 1 个月大。他当时住在医院一个独立的包间，在房间里贴了张佛像，床头放一本佛经。他说以前他不信命，现在他信了。大概 3 个月后他就不在了。我的情况，大概也和他一样吧，甚至更糟糕。

现在的我似乎成了每个人的累赘，我不知道在哪里可以痛痛快快地大哭一场，看着父母年迈的身影，我不想他们担心我。我跟自己说："哭出来就好了，哭了就过去了，明天我还是好好的。"可我却也很难安慰自己，我知道化疗会把人变成什么样子，我见过化疗患者的样子，好多人为了好看一点儿都戴着假发或者帽子，摘掉发套或帽子时，头上就只剩一些细软的茸毛在那里。而且化疗的时候，有的患者会痛苦地反酸、呕吐，完全吃不下饭，让人觉得整个病房都弥漫着一股胆汁味。还有些化疗方案会让人全身关节疼痛得在床上打滚。我意识到如果我选择治疗，这些就是我将要经历的，我害怕极了。还有放疗、化疗的费用，手术的费用，术后维持治疗的费用，都不是一笔小数字，这对家里来说是多大的打击？癌症对父母打击已经够大了，我该如何告诉他们我转移的情况？告诉他们可能会白发人送黑发人？我不知道怎样开口，我也不忍心开口。我的父母都是朴实的农民，好不容易把我拉扯大却没有享受过女儿福，结果这一来就是要照顾我，而且还不知道这个治疗怎样是个头，我只有满心的愧疚。我思前想后，觉得把自己攒的钱都留给父母，自己放弃治疗可能才是最好的方式。我很小心地和父母商量，说我想把手上的钱去农村盖一栋房子，然后就在家里和他们一起过乡下的舒坦日子，可能会对病情有帮助。我的父亲厉声阻止我说："我知道你是替我们着想，但是如果你真的替我们着想，必须接受治疗好好地活着，你还这么年轻！"

自从患癌之后，我的人生就完全被改变了，我失去了曾经向往和憧憬的一切，什么都不能改变，该掉的眼泪都掉完了。此时父亲骂醒了我，生活还得继续，哪怕只有一线生的希望也要去争取。他

45

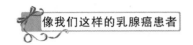

说得对，我还年轻，只有勇敢去面对，活下来才最重要。这四年，在父母的"监管"下，我把当年准备买房的钱全部用来治病了。单位没有辞退我，而是继续帮我缴纳了医疗保险，可尽管单位的领导、同事如此照顾我，我的身体状况也还是没能允许我继续回到工作岗位。我尝试了各种治疗方法，开始接受一系列强效的放疗和化疗，期间还有多次的抽血检查。脱发在现在看来只是最小的副作用了，我已经可以淡定地顶着光头往返于医院和家了。化疗的过程真是辛苦，我在化疗时又有严重的恶心、呕吐等症状，全身也非常疼痛。每次化疗结束回家，在车上都觉得想吐，我走路稍微久一点就觉得腿不是自己的。我的身体明显胖了，是虚胖的那种，估计是激素造成的。好不容易熬过了化疗，又开始放疗。化疗让我失去了长长的秀发，变得憔悴，放疗则使我脖子的皮肤变黑，开始掉皮，又痛又痒。还好，治疗是有效的，这一系列治疗虽然没有让肿瘤完全消失，但是阻止了我的疾病进展。

经过了将近1年多的治疗，我的转移病灶被控制得不错，也算是与癌共存了吧。这个时候迎来了允许进行手术的希望，医生建议我手术切除原发病灶，做一个"减瘤"手术，看这样治疗之后我的转移灶被控制得能不能更好一点。我有点纠结，但是有医学背景的我知道这是一个可以尝试的方法，我决定试一试。

治疗使我的皮肤变差，相貌变丑，可我心里还是很在乎很多事情，手术之前我专门跟我的主管医生说要缝得好看一点儿，希望术后伤口好看一点儿能使自己内心好过些。手术很顺利，我醒的时候看到父母坐在床边，母亲的眼睛红红的。我下意识地摸了摸平平的被纱布缠绕的左胸，眼泪再一次滑落下来。虽然失去了一边的乳房，但想到那不能完全消失的硬块彻底离开了我，又心安了几分，只要一切都在慢慢恢复，这就是最好的。刚拆完线的那天，阳光透进窗户，我喝着父母给我煲的汤，全身暖暖的。这一年多我虽然失去了很多东西，也觉得非常辛苦，可是此刻我却感觉到幸福。生病的时候，我随时都做好离开人世的准备，但还是害怕身边的人难过。直到这一刻，我虽不曾逃脱死神的魔爪，我体内的癌细胞依旧像无数个隐形的杀手，随时会要了我的性命。此时我却突然想要自己好好地活着，哪怕癌症一直在我身体内，我也要坚持地活着，即使接下来又是下一个阶段的治疗，再接下来还有下下个阶段的治疗。我不愿意去想我的未来能走多远，这段时间的治疗，让我觉得老天是眷顾我的，我有关心我的领导、同事，还有身边的朋友、同学、亲人、朋友的朋友、同学的朋友、亲人的朋友……他们在力所能及的范围内帮助我，这些善意的举动让我看到了生的希望和活着的意义，老天注定的事我不想埋怨，也许我的一生就是比别人多了一重又一重的考验吧，但我想用我有限的生命再做一些什么。

现在是我患癌的第 4 年了，我并没有像那个患肺癌的老师没有熬过 3 个月，而是成功地熬过了 4 年。这几年除了看病，我还带爸妈去了一些地方旅游，然后学会了画画……作为癌症患者，最重要的还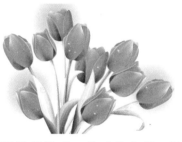是心态，除去一开始的恐惧，现在的我乐观很多，我时常会想，虽然我不能奔跑，但我还能走路；虽然躺着对我来说，不再是一种享受，但至少疼痛没有 24 小时纠缠；虽然我的病很严重，但是不至于致命。感谢老天还能给我机会重新审视自己，感谢我还有亲人、朋友围绕、关心。

从出生到死亡，每个人的起点和终点都一样，一切都只是个经历，也许我的生命历程注定比一般人坎坷一些，比别人会短一些，但苦难带给我弥足珍贵的感受。回首来时的路，每一次坎坷都让我变得更加坚强、成熟，更能理解爱的真谛和生命的意义。

我一辈子都过得战战兢兢，总担心有事情会发生，50多年了，每天都在担惊受怕中过日子，每天半夜都会从梦中惊醒。可是，你知道吗？自从我收到了癌症的诊断书，我反而睡踏实了。我意识到，恐惧才是我人生中最糟糕的事情，恐惧才是我真正的敌人。你要振作起来，汉克，回到现实世界，狠狠揍那个杂种，打得它满地找牙。

——美剧《绝命毒师》

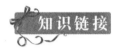 知识链接

晚期乳腺癌的治疗

当乳腺癌转移到肝、肺、骨等脏器时就被称为晚期乳腺癌。有些患者在第一次发现的时候就已经是晚期了，更常见的是晚期乳腺癌发生于乳腺癌复发的时候。晚期乳腺癌与早期乳腺癌的诊断和治疗有相似之处，却也有很多不同。有很多人一听说是晚期乳腺癌就对治疗失去信心，但是现在对于晚期乳腺癌仍有一些比较有效的治疗选择，使晚期乳腺癌即使无法完全治愈仍旧可以达到长期控制，从而获得较长的生存期。因此与早期乳腺癌治疗不同的是，晚期乳腺癌的治疗目的是使患者在保持较好生活质量的情况下生存尽量长的时间，临床上也有晚期乳腺癌患者可以获得长达10～15年甚至更长时间的生存期。

小雅：黑夜给了我黑色的眼睛，我要用它来寻找光明

> "拿到病检报告之后，我感觉我的世界突然变得黯淡，对一切都已不再关心，不再凑热闹，不愿意联系朋友甚至家人，我想彻底封闭我自己。"
>
> "照镜子的时候我第一次发现，我笑得是这么难看，原来这个世界不光有穷人和富人之分，还有戴手环和不戴手环的区分。"

我今年35岁，是一名全职妈妈，一个5岁女孩的母亲。我平时的生活很简单，每天买菜做饭，接送女儿上幼儿园，周而复始。看起来虽然枯燥平淡，我却乐在其中，因为我可以有很多的时间陪伴着我的宝贝女儿，陪着她长大。有人说，人的一生会有许多特别而又记忆深刻的时刻——与伴侣的悄然邂逅，在婚礼前的紧张无措，当宝贝降生那一刻的激动和兴奋，等等。然而，对于我来说真正特殊而又无法忘却的时刻，却是我拿到我的病理诊断报告书的时候。那一刻，我突然意识到，死亡竟会离我如此之近。

那是去年年初的一天，我无意间摸到了自己左乳有一个硬硬的包块，金丝小枣般的大小，不疼不痒，我起初并没有太在意。如果不是我妹妹执意坚持要我到武汉去做检查；如果不是吴高松教授在

49

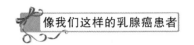

门诊接诊后劝我做左乳肿物微创旋切活检，我做梦也不会想到自己乳房里一个那么小的结节，居然是恶性的——左乳浸润性癌！

拿到病检报告之后，我感觉我的世界突然变得黯淡，对一切都已不再关心，不再凑热闹，不愿意联系朋友甚至家人，我想彻底封闭我自己。"你需要赶快住院做手术，可能还需要化疗……"我脑子里一片空白，当时模模糊糊只记得这么两句，而吴教授其他的嘱咐我一句也没有记住。握着开出的住院单，刚走出诊室的我顿时忍不住泣不成声。还好我妹妹在身边陪着我，我紧紧地拽着她的手，哭着说："怎么会这样？我才 35 岁啊，怎么癌症会找上我？我该怎么和你姐夫说？我该怎么和爸妈说？女儿怎么办？……"

妹妹安慰着我，把我送回了家。刚进门，女儿就笑着扑了上来，一边大声地喊着妈妈，一边开心地给我说着她在幼儿园的趣事。我紧紧地搂着她，强忍着泪水。看到女儿天真可爱的笑容，我真不知道该怎样告诉女儿妈妈就要去住院做手术了，妈妈得了癌症！不知道妈妈还有多少时间，妈妈还能不能陪你长大？记不清我是怎样将我的病理结果告诉家人的，只记得我说出我病情的时候，全家都笼罩在一种压抑的氛围中。

过了两天，我到武汉大学中南医院办理了住院手续，吴高松主任再次耐心地给我接诊。尽管作为主任的他日常工作相当繁忙，但还是仔细给我介绍了我的病情，然后解释了先进行手术治疗再化疗的治疗手段，以及手术方式、化疗方案等。对于我来讲，失去一侧的乳房也许可以勉强接受，毕竟之前胸就不算大，可能切除后从视觉上也不会有很大变化，而且病友告诉我可以佩戴特制的内衣，隔着衣服基本上看不出有做过手术。真正令我内心充满恐惧的是化疗。我非常抗拒化疗，记得小时候看过一部电影，描述了化疗患者在化疗过程中所遭受的种种副作用的折磨，特别是女主角拿掉假发呈现出光头的那一刻至今仍印在我的脑海里，非常震撼。还有很多相关题材的影视节目里，那些化疗患者都是面色苍白，头发脱落，一副极度虚弱无力的表情……我也会变成那个样子吧？我想对着镜子给自己一个鼓励的微笑，突然发现我笑得是这么难看，原来这个世界不光有穷人和富人之分，还有戴手环和不戴手环的区分，尤其是选择治疗就意味着这半年还要不停地住院，不停地戴上这手环。

我别无选择，只能接受。接受完手术治疗后，护士在换药时慢慢地揭开纱布，我小心地摸了摸我左侧平平的乳房，内心极度失落。可是接下来的化疗让我马上忘却了失去乳房的痛苦。化疗导致我的生活发生了天翻地覆的变化，让我体验到了"生不如死"。以前那个堂堂的"吃货"竟会变得不思饮食，而且还会浑身疼痛、脱发、失眠、呕吐、皮炎等，这一个接一个的化疗副反应果然都被我遇到了。我跟老公说一定不要把女儿带到医院，千万不要让她看到我这个样子，肯定会吓坏她。每次治疗结束我总是要求多住两日，等精神状态好一点儿再回家。

万幸的是，肿瘤被发现得比较及时，正如吴高松教授在接诊时说的，对于乳房的治疗，医生宁可选择"激进一点"，因为乳房的治疗早一点和晚一点区别会很大。手术带来的身体的残缺，化疗带来的肉体的痛苦，还是让我慢慢开启了战胜病魔的历程。随着治疗的深入，各项指标开始慢慢地好转，从医生积极的反馈来看，我看到了恢复的希望。我开始庆幸当时听从我妹妹的建议及时检查并接受了吴主任的治疗方案，否则现在也许会更加麻烦吧。

治疗结束之后，我的主要任务就是吃内分泌药物及按时去医院复查。尽管治疗结束了，可我仍然很怕出门，天天躲在家里，不想见陌生人，连买菜都不愿意去，每天浑浑噩噩。生病之前我从来没有关注过自己身体的感受，然而化疗期间伴随着我的骨头疼、呕吐、头晕……都让我真真切切地感受到自己的脆弱和无助。渐渐地，我又开始把自己封闭在一个黑暗的世界，那里只有我自己，我想让自

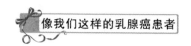

己好受一点，关注自己多一些，生活方向，也许并不太重要了吧。

有一天，女儿拉着我的手说："妈妈，妈妈，你好久没有带我出去玩了，我好想你和爸爸一起带我去划船啊。"可能她并不是很懂在妈妈身上发生了什么吧，只是知道妈妈生病了。也可能她明白在妈妈身上发生了什么吧，因为她很久没有向我提过任何要求了。望着她期许的目光，我突然从我黑暗的生活中看到了一丝亮光，女儿小小的愿望，让我感受到了自己存在的价值，也感受到了生命存在的意义。我不知道自己这个病会不会复发，我也不知道自己还能够活多久，但是只要我活着，对于女儿来说就是一种力量，就是一种安全感。女儿将我从我黑暗的世界里唤醒。我抬起头看看周围的亲人们，他们也因为我发生了改变。老公因为我生病，烟抽得多了，父母的两鬓又白了不少，女儿因为我生病，竟变得懂事了……我突然觉得我应该做一些什么让自己的生命更加有意义，也让身边的人能够不因为我生病而变得不幸。

有人说，生病是一种馈赠。我无法轻松地接受这个说法，尤其是我患的是癌症——一种人类医学至今无法根治的疾病。但是因为生病，我学会反思自己。我开始看一些书，试着重新振作，看到一本书上说"没有所谓命运这个东西，一切无非是考验、惩罚或补偿"。我想也许我可以将患病当成一种生活对我的考验吧。

乔布斯说，你得找出你所爱的（You've got to find what you love）。爱是一种有效的治疗剂，爱自己，爱周围每一个人、每个生命，爱这个世界，以更加博爱的心态来对待自己周遭的人和事。

3个月后的复查时间到了，我和老公、女儿一起再次来到了武汉。复查结果非常理想，肿瘤已经从我的体内清除，我的各项检查指标几乎完全恢复到手术之前的水平，更令我惊喜的是，我的头发也长出了一些，而且发质比之前还要好。离开医院的路上，我索性摘掉了假发，挽着老公，牵着女儿的手一起漫步在东湖边上。我们租了一条船，一家人在船上开心地说笑……生活又恢复了本来的样子，不，应该说我变得更加阳光、更有活力了吧！看着波光粼粼的东湖水，我的内心开始平静下来，突然想起了顾城的诗《一代人》："黑夜给了我黑色的眼睛，我却用它寻找光明。"

You' ve got to find what you love.
你得找出你所爱的。

—— *Steve Jobs*
—— 史蒂夫·乔布斯

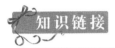

知识链接

一年一次乳腺疾病筛查不可少

现阶段诱发乳腺癌的直接"元凶"依旧不明。在我国，确诊为乳腺癌的女性患者平均年龄为 45～55 岁，比西方女性患者更加年轻。尽管乳腺癌在所有女性恶性肿瘤中发病率居首位，但致死率却并不是最高，在所有癌症的致死率排名中排到第五或第六位甚至之后，且现阶段大部分乳腺癌的治疗手段规范有效，预后效果也较理想。

对于乳腺癌的预防，目前并没有特别有效的办法。除了保持健康的生活习惯和积极放松的精神状态，首要关注的因素是有无家族发病史。早发现、早治疗是乳腺癌防控中最重要的环节。钼靶和超声筛查是目前最常用的筛查方式，各有优势和适应范围。简单来说，35 岁之前、未哺乳的女性首选彩超筛查，45 岁以上首选钼靶筛查，中间年龄段的筛查手段则视不同情况而定。通常我们建议 40 岁以上女性每年需进行一次常规的乳腺疾病筛查。

小雅：黑夜给了我黑色的眼睛，我要用它来寻找光明

小紫: **我和公公同一天做手术**

"手术结束的时候，很想能紧紧地握着老公的手，嘴上却和他说要他赶快去看着他的父亲。"

我叫小紫，是一名普通的白领。命运真是弄人，我公公前段时间便血，老公又正好很忙，我陪婆婆一起带着公公去做肠镜检查，等待期间自己顺便去做了一个乳房彩超的体检，却发现我的右乳有一个包块，在医生的建议下我做了穿刺活检，我想我这么年轻也不会是什么要紧的病，不过因为我正在做备孕的计划，还是查清楚比较安心，也算是对孩子负责。残酷的是，3天后领取病理报告的时候，我和我公公的两张病检单上都写着同一个字眼——"癌"。不同的是，公公的病检单上是结肠癌，我的病检单上是右乳浸润性癌。

我是不是拿错了病检单?! 看到那两份报告，我的第一个反应是一定是医生搞错了! 从没想过"癌"这个让人害怕的字眼会发生在自己身上，不仅是我的公公，还有我! 我才28岁，刚结婚，正准备要一个宝宝啊! 老天也太"眷顾"我们家了吧，一家两个人同时患癌这样的"头奖"被我碰到了! 我反复找医生确认，这两张病检结果确实都没有问题。

婆婆在医院哭得昏天黑地，老公接到了我的电话后立刻放下手

54

头的工作，赶到了医院。只有见到他，在婆婆面前故作坚强和镇定的我才忍不住地抱着他痛哭起来。我该怎么办？我们该怎么办？我的老公是一名典型的工科男，在某知名企业里，经常加班、出差，虽然性格沉闷了一点儿，但是为人很稳重踏实。这一天，对于他来说更如"晴天霹雳"，这是他后来才告诉我的，他连续几个晚上根本都无法睡着，一直在想怎样是万全之策，怎样是对家里最好的决定，但是在两个女人面前，他作为家里的男性，必须挺住，如果他都垮了，那么这个家就垮了。当时的他，在他妈妈和我面前显得很冷静："你们先别急，我有个医生朋友，我先问问他情况，也许没有你们想的那么严重。我来安排，没事的，没事的……"

好在老公把我和婆婆带回了家，从医院到家，我一直都是懵的状态，在老公的"指挥"下麻木地洗完澡，躺在床上怎么都睡不着，于是又爬出被窝发疯了一样地上网"百度"各种关于癌的知识和病友写的帖子。我发现这几年得癌症这个病的人真的好多！有各种各样的癌症，还有一些稀奇古怪的我没有听说过的恶性肿瘤。看到这些，心里顿时有一点宽慰，原来，得这种"怪病"的并不是只有我，但看到一些治疗的记录贴，治疗过程是相当辛苦，有些人几个月就生命终结了，还有很多因为疾病导致离婚、家庭破裂的。我的生活才刚刚开启，却似乎离结束是那么近。那一夜，未眠……

第二天，老公陪我去公司办理了休假手续。晚上老公召开了"家庭会议"，把他获取的信息和他的决定告诉我们。第一，我和公公的病，都必须马上住院。第二，他的朋友已经替他联系好了两家医院的两名专家，分别是本地治疗结肠癌、乳腺癌最权威的专家。老公已经把我和公公的病历资料给专家看过了，专家说情况没有想的那么糟糕，结肠癌和乳腺癌的预后总的来说都算癌症里面比较好的，我们的情况在两种病里也算发现比较早期的。第三，老公让我暂时不要考虑要孩子的事情，他安慰我说，孩子不用急于一时，我们还年轻，还有机会，他打听过了，我这个病等治疗结束之后还是

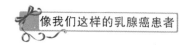
可以要孩子，不过得晚一点儿。现在整个家里，只有他是我们的主心骨了，他怎么说，我们就怎么执行。婆婆陪着公公去办理住院，老公请假陪着我去了医院办住院手续。

所幸的是我乳房的肿块不大，而且术前彩超显示淋巴结没有问题，有保乳机会，但是是否需要保乳，主要是在手术当中决定的。医生告诉我说，我的手术在切除病灶后要做一个叫作快速冰冻切片的检查，如果这个切片没有癌细胞，那么表示肿块切除的范围符合要求，就可以缝合了。如果还有肿瘤细胞，那么需要扩大切除直到没有为止，如果扩大切除一直有，就不能保乳了。除此之外，手术中还要做一个叫前哨淋巴结活检的技术，这种技术的理论基础是说前哨淋巴结是乳腺癌淋巴转移的第一站，手术中间医生会用一种显影剂显示我的淋巴结，再在腋下做一个小切口找到最先显影的淋巴结，也就是前哨淋巴结，手术中间进行冰冻切片，如果病理是没有问题的则结束手术，如果病理结果显示是有癌转移就需要做腋窝淋巴结清扫。医生说，我目前的情况基本是可以保乳的，我内心总算是有一丝安慰。癌症的手术被医生称为限期手术，一般都是检查彻底之后就尽早安排手术。而且医生的患者很多，他们的时间都非常宝贵，医生安排好手术时间，我们作为患者也不敢再做过多要求，心想着只要是专家亲自给我做手术就好，不要再诸多挑剔。没有想到，我和公公的手术竟然安排在了同一天，还好我是上午，公公手术安排的时间是下午。医生们对我家比较照顾，手术当天我是首台手术，确保了我手术结束后老公可以去看望公公。

麻醉的时候麻醉师让我深呼吸，我感觉到手臂有一点点疼痛，之后便什么都不知道了。当我醒来的时候听到有人叫我，我迷迷糊糊地问了一句保乳成功了没有，有个声音说手术很顺利，保乳成功了，我听不出来回答我的是哪个医生，但是这么一个答复就好像让我吃了一颗定心丸，我接着就又睡了。推出去的时候又一次被叫醒，医生说要回病房了，不要睡了。然后医生、护士、家人一起围着我，我也不知道是几个人把我抬到病床上的。医生在旁边交代说这个管子不要扯掉了，注意身边的仪器有没有叫，叫了就要告诉他们……我那时候好困，心里只想握着老公的手安心地睡一觉，嘴上却和他说要他赶快去守着公公。老公真的很坚强，自始至终没有在我们面前流下一滴眼泪，看着他匆匆离开的背影，不舍却又理解，我想我真是连累他了。

吴高松主任帮我把伤口隐藏得很好，手术之后，换药的时候我看到我的右边乳房与左边乳房没有很大的区别，我心里这才觉得真正松了一口气。术后病检和之前预估的一样，也是很不错的情况，在医生给我介绍和仔细分析了病情后，我选择了卵巢保护及4个周期的化疗加上放射治疗的治疗方案。回头想想生病的这个过程其实大家都差不多，刚开始都是无法接受，然后劝自己一边接受，一边听医生的安排完成一个阶段又一个阶段的治疗。等到治疗结束后，才可以真正停下来想起生活中美好的一面。有时候会想，我这算不算也是因祸得福？如果不是当时公公要做检查，我也没想着去医院顺便检查一下乳房，也许就不是现在这个结果了，或者如果是怀孕了才发现乳房里面有这个问题会更加进退两难吧。

前期治疗结束之后，我需要吃他莫昔芬，这个药医生建议我最好要吃5年，还好是有个期限的。如果5年后复查都一直没有问题，我就有希望怀孕生一个健康的宝宝。刚开始吃他莫昔芬的时候我很郁闷，因为我出现了和"更年期"类似的症状，爱出汗，身上的毛发增多，莫名地烦躁焦虑……而且我心里很想早点有一个属于自己的宝宝，总是希望治疗时间能够短一点。每次复查我都问医生能不能不吃药怀孕生宝宝？期盼医生给我一个我心里想要的答案，如果医生顺着我的意思说可以，那我就太开心了。老公很快就发现了我有思想包袱，为了让我不要执着于马上要孩子的想法，他带我去选了一只刚出生3个月的"二哈"，也就是哈士奇，我们给它起名叫"凯撒"。小"凯撒"很可爱，很喜欢人和它玩耍，有了它之后我就

小紫：我和公公同一天做手术

能不知疲惫地和它玩上几个小时，它所带来的快乐，是无法用语言来形容的，也暂时填补了我们短期无法要孩子的遗憾，老公说等"凯撒"长大了，懂事了，我们正好可以准备要孩子了，这样"凯撒"也可以陪孩子一起长大，想想"凯撒"陪着宝宝睡觉的温暖场景，确实是件很幸福的事情。

身边很多病友生病了之后都选择了不再工作，我却坚持回到了工作岗位，因为工作有时候会让我忘记生病的痛苦，使我觉得我和大家没什么区别。并且我的领导对我也格外照顾，只要工作安排好，偶尔的请假复查都是完全"开绿灯"。现在我们每年还会安排一次家庭旅游，不管工作多忙都要尽量达成，我和老公还有我们的父母们一起去旅游。有朋友说不理解我们为啥总是"全家出动"，拖家带口的旅游其实是很累的。我告诉他们自从生病之后我的内心发生了很大的变化，比以前更加懂得珍惜了。现在的生活来之不易，家人在公公和我生病的过程中付出了很多，所以家变得非常温暖和有分量，全家一起去感受不一样的风景是一件能够让大家都很开心的事情。

生病对家人产生了很大的影响，老公现在除了比以前更懂得主动关心照顾人之外，也变得健谈了许多，可能是因为内心背负了太多，所以用了这样一种方式去释放自己的压力吧。记得一次朋友聚餐的时候，他故作轻松地和朋友们说，那半年多的时间，医院真是跑惨了，怎么挂号、取药、住院……对于之前一窍不通的他来说变成了轻车熟路的事情，他还告诉了朋友们一些医院就诊的经历，哪几家大医院怎样挂号排队时间会短，取药去哪个药房比较快一点……

尽管生活有一些小小的变化，但是总算在大家的努力下慢慢地又回到了正常的轨迹，有一本癌症患者写的书叫《最后的演讲》，里面他对妻子说的一段话很让我动容："即使明天的扫描结果不好，我也只想告诉你活着真好，今天和你一起在这里活着真好。无论检查结果如何，我们得知结果时我都不会马上死，不止如此，我第二天也不会死，第三天也不会，第四天也不会。所以，此时此刻是特别美好的一天。我想告诉你今天我特别开心。"今年是我和公公手术之后的第 3 年了。过年的时候我们全家去拍了一张全家福，过几年应该还会有一个可爱的小宝宝加入吧，希望是个健康快乐的宝贝，此愿足矣。

我们无法改变它，我们只需要决定如何回应。我们不能改变我们手里的牌，但能调整如何出牌。

——兰波·迪许

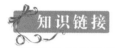

知识链接

内分泌治疗是什么？

有一类乳腺癌会因为人体内的雌激素分泌过多而促进其自身的生长。这类乳腺癌中的一部分或大部分细胞上分布着一种称为雌激素受体（ER）的物质，有时还会合并或独立存在另一种称为孕激素受体（PR）的物质。我们可以形象地将其比喻为一把锁，雌激素和孕激素就是开启这把锁的钥匙，一旦与这些受体结合，肿瘤细胞便开始周而复始地增殖导致肿瘤快速生长。乳腺癌内分泌治疗的原理就是阻止钥匙与锁的结合，也可以通过缩减钥匙的数量或者封闭锁孔等方式控制让肿瘤增殖的大门。对于 ER 和（或）PR 受体阳性的患者及一些晚期乳腺癌患者，医生会推荐内分泌治疗，至于选择哪种内分泌药物需要看患者是否绝经。

小紫·我和公公同一天做手术

晓晓：生命的请求

我本来不想讲，之所以分享，是想大家从我的故事里汲取一些教训。

我叫晓晓，一名律师，一个单亲母亲，我本来不想讲我的故事，之所以分享，是想大家从我的故事里汲取一些教训。

我左边乳房里有一个包块，最早发现的时候是 3 年前。发现的时候就立刻去医院检查了，医生说我的乳房里面有一个包块，考虑是恶性的，建议我做穿刺活检明确诊断之后再决定治疗方案。

由于早年离异和工作的影响，这么多年来我形成了一种很独立的生活态度，非常有主见，我怎样都不相信老天爷会对我这么不公，离异后我一直独立抚养儿子，儿子上了不错的大学，好不容易熬出了头，应该不是恶性疾病吧。我不愿意做穿刺，也不想做手术切除，我心里特没底，穿刺或者手术创伤会不会导致肿瘤扩散？而且万一要是一针下去或者一刀下去没弄好，还要再来一次。我很怕如果病理检查上写上一个"乳腺癌"的诊断，我的病就板上钉钉了。我可不能就这么把自己的下半辈子草率地交给医院，我查了如果是晚期癌症，那么治疗会是个漫长的过程，我得顶个光头天天见熟悉的人，光是听人家安慰我的话我都会听烦的。所以我上网查了资料，网上有很多治疗癌症的方法，什么调理身体的酸碱度啊，还有一些中医中药的另类疗法啊……这些让我很兴奋，感觉看到了希望，抓住了救命稻草。

我觉得我可以靠自己治好自己的病，现在科技那么发达，有搜索引擎、民间科普读物，还有论坛里口口相传的那么多"不得了"的医学知识，我就自己调理身体试试。网上真的有很多神奇的故事，说调节人体酸碱度可轻松防癌，并且解释说这个办法对提升人体的抵抗力很有帮助，因为癌症是不能在弱碱性的身体形成的，这样做，癌症就会远离我。这是我当时最相信的一个说法，因为这个是来自美国的研究成果呢，应该是非常权威的。老人不是也常说"是药三分毒"吗？那么根据这个理论我就食疗吧，只要我做到严格的饮食控制一定可以治愈我的包块。于是我每天坚持锻炼，规律睡觉，还把网上可以调节身体成为碱性环境的食物列了一张清单贴在家里，坚持按食谱吃。

刚开始的时候，我觉得这个方法很有效，乳房的包块好像缩小了，约闺蜜吃饭时她们也都说我气色好像比以前好，我就特别得意，向她们介绍我的经验，怎样调节身体的酸碱度预防癌症之类。半年后，我去医院复查，我想要向我的医生炫耀一下我的"成果"，告诉医生们他们的治疗不如我的食疗。医生开了彩超检查单给我，然而，彩超结果提示我左边乳房里的那个包块并没有缩小，而是略有增大。医生仍旧劝我说要我尽早治疗，不应该拖下去了。我内心还是十分抗拒的，想着只是略有增大，不是总是听说医院检查结果不一定很准吗，我固执地认为自己的治疗方法一定是有效的。

我仍旧继续我的方法。又过了半年，这时我也开始察觉到包块确实变大了一点。我有点紧张了，于是又上网查信息，寄期望于各种不用做手术的"好法子"，吃中药、吃灵芝、吃各种营养品……觉得有用，又觉得没用。

我查到香港有一家私人诊所，有一种特殊的方法可以治疗乳房的

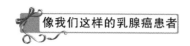

包块，便抱着试一试的心情去了。这家诊所在我的胸上和几个特殊的穴位扎几针，加上乳房按摩，再配以饮食和中药治疗，确实非常合我的心意。并且那里的医生服务热情周到，我感觉更加满意。于是我定期地请假去香港，想着对自己好一点，治疗加旅游购物也挺不错的，每次再带一些方子回家，严格遵守"秘方"治疗。后来，我的乳房上面开始出现破溃了，医生说这是治疗有效，肿瘤正在坏死，我信以为真，满心欢喜。就这样坚持了半年时间扎针，然后改为在家吃药治疗。

眼见着包块破溃严重了，局部一直慢性地渗血，我在家自己处理不了了，这才有些慌了到医院就诊。医生看了我的包块，问了一些我治疗的情况，摇了摇头，说我糊涂，作为高级知识分子却讳疾忌医，早点治疗效果会好很多，这些破溃是说明肿瘤有局部坏死的情况，实际却是因为肿块变得很大而肿块供血不足所引起的坏死。我已经错过了最佳的治疗时机，现在乳房的肿块治疗起来非常困难了。我看着乳房表面突出、破溃的皮肤，看着新的彩超检查结果，后悔不已，但是无处可以抱怨，我只能怪我自己太自以为是了。

我找了很多家医院，熟人介绍我找到武汉大学中南医院吴高松主任，吴高松主任告诉我："出奇制胜"的例子他见过很多，但消灭肿瘤的方法仍然很重要，如不是坚持规范治疗，后面再怎么用"奇招"，恐怕也很难创造奇迹。这次我决定一定要配合医生好好地治疗。吴主任的话很有说服力，他为我安排了全身的体检，并且在肿块的局部取了一点组织送了病理检查，同时安排了伤口处理的专家卢芳护士长为我每日换药。吴主任说我现在的情况首先还是要先明确诊断，然后才能真正地对症下药。本来如果我早期来就诊只需要做一个手术也许还有保乳的希望，现在只能进行解救化疗看看有没有办法争取到手术的机会。

等病理结果的那几天，我都没有告诉儿子和父母，也没有再上网查任何的资料，只是告诉了一个很铁的闺密偶尔来陪陪我。我算是想明白了，毕竟我不是专业的医生，我居然想着用自己网上找来的信息去怀疑专家们几十年的治疗经验。我当时一定是鬼迷了心窍。病理检查结果出来了，果然如医生之前诊断的，就是左乳浸润性癌，吴主任告诉我说我这么大的肿瘤已经属于晚期了，还好只是淋巴结有转移，暂时没有发现明显的远处转移，需要先做化疗，看治疗效果再决定能否有手术机会，目前的情况强行切除肿瘤效果并不是最佳的。组内专门的医生每两个疗程会对我的情况进行评估，看肿瘤对化疗药的反应。吴主任还说幸好我这次来认真住院检查和配合治疗了，不然治疗效果就不好保证了。

我这才把我得病的消息告诉了家人。我跟在外地上学的儿子把病情说得很轻，我说我这个病预后很好，要他不用担心，告诉他外公、外婆会过来照顾我。不过儿子还是向学校请了假回来了一次，儿子很懂事，就是知道了我讳疾忌医的事情也没有指责我，反而是在安慰我，他跟我说："妈，我不能没有你。"就这一句话便让我这次下定了决心，为了儿子，也要坚持规范的治疗，坚强地活下去。父母就不一样了，尤其是母亲，陪我换药的时候我让她不要看，她却偏要陪我。那时我的整个乳房一大半都是硬的，表面有一个菜花样的隆起，上面有个地方破溃出血，伤口有明显的臭味，左边的手臂有一点点肿，这些全都是这个肿瘤惹的祸。我妈看得心疼得不行，一边抹眼泪一边说我应该早点到正规医院治疗不应该拖到这个时候，再拖下去会要了我自己的命。卢护士长很细心，在她悉心换药处理下伤口难闻的味道渐渐有所好转。每次换药看着我自己的伤口，我都不理解自己当时怎么会那么傻，会觉得另类疗法真的可以治愈癌症。我没有成为癌症被治愈的奇迹缔造者，却因为错误的治疗耽误了病情成为悲情人物。

我错过了最佳手术时机，这次我没有再犹豫接受了化疗。我本是无神论者，一贯坚强的我觉得我什么事情都应该靠我自己，但是这次我妥

晓晓：生命的请求

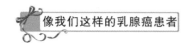

协了，我每天祈祷老天爷让我的肿块能够缩小，希望治疗有效。

可惜事与愿违，也许是老天爷要给我足够的教训，我前两次化疗之后效果不理想，肿块好转不明显，手臂的水肿时好时坏。我心里害怕极了，我没有想到经历了恶心、呕吐、脱发、骨痛的一系列折磨，却仍旧没有好的治疗效果，这是对我不及时治疗的惩罚吗？我很着急，有些失去了信心，吴主任和我分析了病情之后决定调整化疗方案试一试。我只有同意医生的建议，咬牙继续坚持，积极配合治疗。说真的，每次化疗反应都让我痛不欲生，如果不是出于我对自己身体的愧疚感、母亲的照顾和儿子时常微信的问候，我真的是不想坚持。幸亏我的病情出现了转机，第 4 次化疗之后肿块缩小了，左手臂的水肿也基本稳定地消退了，局部的换药由每天一次变成了每两天一次。我这才对自己的病有了一点点信心，这真是天大的好消息啊。我坚持做完了 8 个疗程的化疗，终于肿块消失，"达标"了，吴主任说我可以做手术了。风雨过后总会有彩虹，我总算是看见了。

手术恢复比较顺利，我噩梦般的日子也终于逐渐恢复了正常，老天待我不错，没有让我彻底失去治疗的希望，我想用我的故事给大家一个提醒，也想说说自己的感悟：得了乳腺癌的姐妹们不要害怕，要相信医生，好好配合医生，在治疗过程中应该保持良好的心态，用积极乐观的态度面对癌症，战胜癌症。不要等危机四伏的时候，才燃起对生活的热爱。吴主任常说的"四早原则"：早预防、早发现、早诊断、早治疗，始终是战胜癌症的关键。早点感知幸福、感恩生活吧，这样才能让每一天都充满珍惜和满足。

生病后我参加了一次同学聚会，原本好强的我看到同学们个个都有所成就，心里不是一般的失落。可当我和亲密的朋友诉说这种失落之感时，朋友说："晓晓啊，你不知道，我们所有同学都佩服你呢，得了这么重的病，就像没事人一样，活得好好的，简直就是奇迹！因为你的坚强、乐观，我们谁都要高看你一眼呀！"

世间一切都是浮云。唯有健健康康地活着才是王道！这次大病一场之后我学会了放下自己的执念，我发现我并不是大家认为的女强人，我也发现自己做不到无所不能。我选择了去旅行，我学着让自己慢下来，抽空游历了国内的名川大山，不再像以前那样只是拼命地工作，不忙的时候还会停一停，选一个民宿在山间小住，我戴上耳机，坐在山间的竹椅上，呼吸山间新鲜的空气，品一口茶，享受着隐居山林的悠然自得。

在以往的职业生涯里，我一直笃信"付出总有回报"的信念，所以给自己的负荷一直比较重，甚至坚持每天努力挤出 3 小时时间工作，还曾天真地和人比赛"谁的睡眠更少""谁能在凌晨及时回复邮件"……努力把"拼命"作为自己的一个标签。现在，冷静下来反思：这种以健康为代价的坚持，不一定是对的。

——李开复

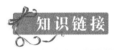

知识链接

乳腺组织活检的方法

临床上常用的乳腺组织活检的方式有 3 种：细针穿刺活检、粗针穿刺活检和切除活检。目前临床上应用较为广泛的是粗针穿刺活检，因为这种方式可以获得组织标本而非仅仅是细胞，使病理医生获取更多检验标本从而得到更为准确的病检结果，并且医生和患者都愿在手术前明确是否患有乳腺癌以规划更好的治疗手段。在某些情况下，如粗针穿刺获取的组织不足以用于诊断的，或者可疑肿块很小但可以触及的，可以进行手术活检。手术切除活检分为切取活检和切除活检，前者是切取部分肿块进行检查，后者是切除整个肿块进行检查。乳腺组织活检大部分在局麻下即可完成。

晓晓：生命的请求

65

馨馨：生活像一面镜子，微笑是面对生活最好的样子

> "那几天我很想拼命睡觉，希望一觉醒来的时候，我发现患了乳腺癌只是一场梦。"

我叫馨馨，家在宜昌，是一个刚出生没多久的宝宝的妈妈，跟所有妈妈一样应该享受人生最快乐的时光，但之后的一段时间让我体验了无比痛苦的经历。

怀孕的时候我完全沉浸在幸福中，家人也为即将到来的小生命欢喜不已。怀孕快4个月的时候，小宝贝开始伸胳膊伸腿了，那是第一次胎动，我快乐得想飞起来，激动地告诉每一个人我的宝宝会动了。每天老公回家都要陪我散会儿步，然后一起回家靠在沙发上，边看电视边憧憬着以后的生活，兴致勃勃地猜测着，是男孩还是女孩呢？长得像谁？漂不漂亮？我们商量着一定要让宝贝成为一个出色的王子或者公主，甚至想到了周末一家三口手拉手去迪士尼玩得开心的情景。宝宝在我的身体里生活了9个月之后如期而至，他清澈的眼神让我欢喜，把那么小小的、软软的身体抱在怀里时，觉得自己是宝贝所有的依赖，既心疼，又是心软。

然而，这一切的幸福和快乐戛然而止。我是在给宝宝喂奶的时候发现右乳有一个包块的，开始以为是奶水堵了形成的结块，不红不肿的，可是无论用尽各种方法挤奶水这个包块都不消失，所以家里人还是建议我去医院检查一下。

　　去医院找医生检查，医生说虽然我在哺乳期，但哺乳期的包块也仍旧需要重视，开了检查单做 B 超，还建议做穿刺活检。医生说穿刺出来的组织很硬，不像是哺乳期积乳的炎症改变。我心里就觉得不太踏实，回家在网上查各种资料，自己估计可能不乐观，会不会是乳腺癌呢？两日后病理的结果是：穿刺组织性质不能明确，建议切除活检。这个结果让我的内心突然又燃起一丝希望，也许不是癌呢？也许只是因为我在哺乳期所以这个包块长得有点不同了呢？不管怎样我都想把这个包块拿掉，医生告诉我有两种方法，一种是切除肿块之后再等常规病理检查结果；另一种是切除肿块之后等30～40分钟，做一个冰冻切片检查，如果是良性的，那么手术结束，如果是恶性的，那么就直接做乳腺癌的手术，但是这个结果的准确率不是百分之百。我和家人商量了，也问了一些熟人，最后选择了前面一种手术方式，因为我们都不愿意不好的结果出现。

　　可惜这次老天爷并没有眷顾我，接到诊断书的那一刻，如晴天霹雳，眼前一片漆黑，我第一眼就看到了"癌"这个字，太刺眼了，这个结果就像一把利刃一样地插在了我的心里。生活好残酷，我才有了美满的家庭，才有了可爱的宝宝，前些天我们还沉浸在欢乐之中，怎么会突然发生这样的事？多希望这就是一个噩梦，会不会搞错了？病理切片拿错了别人的？这次的结果不会有误，诊断书白纸黑字红章写得明明白白——右乳浸润性导管癌。我也查了大量资料，我知道越是年轻乳腺癌的五年生存率越低，像明星姚贝娜、陈晓旭等，我比她们都年轻呢。给孩子盖被子时，我看着两个月大的孩子心如刀绞，他这么小，我要有个三长两短他怎么办？"宝贝，妈妈还

67

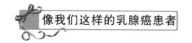

能陪伴你多久？妈妈还能照顾你多久？""宝贝，宝贝，妈妈若有事，以后谁喂你？"孩子什么也不懂，只是会挥舞着小手，乐呵在自己的天地里，看着他的笑容，我心疼得窒息，脑子里翻江倒海，各种思绪交织着。我每天都无法睡觉，我的病对老公的打击也很大，但他安慰我说，他也在网上看到了很多人的故事，这个病总的来说预后还是好的，而且我是生完宝宝才发现这个病，至少我在拥有这个可爱的宝宝之前没有太纠结。

接下来有好多事要处理，毕竟这个病治疗起来需要时间、精力，还有好多不可预知的因素。最难的是把这个事情告诉爸爸妈妈，原来不准备告诉老人，可是万一有事，给他们的打击不是更大吗？我是独生女，他们的掌上明珠，从小我就是他们的骄傲，这样的消息让他们如何承受得了？爸爸说："别怕，咱赶紧治，年轻应该好恢复。"妈妈却一把抱住了我，妈妈哭了，我也哭了，父母终于熬到我组建了家庭，终于能抱外孙了，却要在今后随时面对白发人送黑发人的痛苦。爱喝酒的爸爸会喝多少酒来遮掩内心的痛？高血压的妈妈能否挺得住？得病的是我，心疼的是他们啊！"万一……爸爸妈妈谁来照顾？""我还能活多久？手术顺利吗？我能扛过去吗？我还有多长时间可以和你们在一起？"老人们强装镇定，我却再次泪如雨下。我不知道自己什么时候能熬过来，能不能熬出来！

这时候，我才知道在疾病面前，我们都是那么渺小，没有任何商量的余地，只有承受的份儿！尽管舍不得，还是把孩子送回了老公湖南的老家，托付给了公公婆婆照顾，终归是上有老下有小，我身上还有许多的责任，我必须要坚强面对，不然我真是不想理会什么癌，随它爱怎样就怎样。在老公的陪同下我去办了住院手续，得知我住院之后，亲戚朋友们纷至沓来，有送钱的，有安慰我的，说得最多的就是"这个病不要紧，我认识的谁谁谁都多少年了，一点事都没有"。我平时挺乐观的一个人，凡事也都挺想得开的，大家都说得这种病的一般大都是那种很容易抑郁焦虑的人，也不知道这个病怎么会找上我。再后来，好多亲朋好友给我各种各样的电话，有向我提供各种偏方、保健品的，有安慰我的，也有告诉我一些其他医院的医生意见建议的。

经过打听，我找到了吴高松主任，他给我的印象是很亲切、很专业、很温和，而且还很幽默，和他说话会让人觉着很放松。他仔细看了我的报告单后告诉我："你想了解什么就尽管问。"我说，我想知道我的病情，具体的治疗方案，需要准备多少钱？住院和手术需要多长时间？吴高松主任给我的建议是先手术，是否能够保乳要看肿瘤的情况，以目前情况来看是有保乳希望的，是否需要放化疗要看肿瘤的病理检查结果。

接下来就是等着了，等待检查结果，等待手术，我也不知道该干什么，约了两个闺蜜溜去医院附近的楚河汉街逛了一圈，买了很多平时舍不得买的衣服，胡吃海喝了一顿，晚上去万达的KTV喊了一晚，发泄了一下。除此就是睡觉，那几天我很想拼命睡觉，希望一觉醒来的时候，我发现患了乳腺癌只是一场梦。

我从来没有向命运屈服，而这次我无奈地接受，我没有什么选择，只能坦然面对，我想的是要积极配合，简单点，快乐点，对自己、对家人都好。手术的这一天就要来了，手术前医生和我谈手术方式时我还是选择了保乳。尽管有人说，割了就割了吧，割了安全，以后也不担心复发，也没必要装假的。其实每个人对于美的理解是不同的，有人会看得重一些，我就接受不了失去乳房这件事。老公则担心我癌症会复发，和我争论了很久，并找了好多朋友劝我放弃保乳，但是没有用。我专程跑这么远来治疗，图什么啊，就是要保卫我的乳房。如果保乳不成功，我也一定要再造我的乳房，听病友介绍也有全切之后再造乳房的治疗方式。

手术还算是很顺利，保乳成功，护士交代，头不许抬起来，6小

69

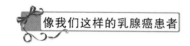

时之后才可以动，先喝一点水如果不吐就可以准备一些流食吃。还有就是刚做完手术最好不要睡觉……其他的我记得不太清楚了，只知道好多人来看我，每天都有很多新鲜的水果吃。手术结束后就觉得右后背被拉着痛，不舒服，乳房却感觉不是很痛，也许是绷带的原因吧。等我饮食恢复了，老公总是买来各种好吃的，生怕我吃不好。住院期间我认识了很多患了和我同样疾病的人，病友们会相互分享各自的治疗经验。我想让自己什么都不想，排除一切干扰，就把治疗过程当成一个项目来完成，由于我的病理结果是三阴性的，虽然有资料说三阴性的预后不是特别好，同时我还需要做遗传学的检查，但是我可以少受长期吃药之苦我倒觉得也好。所以我的这个项目分为手术、术后化疗、放疗三个阶段，每个阶段又按疗程来分，先要在锁骨附近放一个叫输液港的管子，接下来的化疗分为两个部分，前四个疗程是第一部分，病友们说这四个疗程最为辛苦，一般都会吐，掉头发是肯定的，还有的人会白细胞降低什么的；后面四个

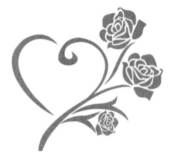

疗程为第二部分，反应会轻一些，但是骨头会疼，全身没力气。然后每个疗程又分3周，1周1周地过。感觉整个治疗过程像是在走一条不好走的山路，但是往前走就对了，总会熬过去看到最好的风景。每次在下次化疗前的1周是我整个治疗过程当中最幸福的几天，上一次化疗药的副作用基本扛过去了，然后后面的化疗还没有开始，就像学生时代迎来假期一样，偶尔很想念孩子了，会坐高铁去湖南陪孩子两天，孩子还小不懂事，也不会记得我现在这个难看的模样。化疗结束后的放疗则轻松许多，不过是做完治疗之后右边的乳房觉得烫烫的，不像是自己的乳房，然后局部的皮肤变黑了。

　　漫长的治疗总算是熬过去了，我完成了全部化疗和放疗，此时

百感交集，既高兴又害怕。高兴的是接下来不再需要接受任何药物治疗，因为对于三阴乳腺癌来说，内分泌治疗不会产生任何治疗作用；感觉害怕，是因为不知道除了化疗，还有什么治疗手段可以依赖，我知道需要时间来克服这些恐惧。我总是说我就是经历了一个"劫"而已，谈不上飞升上仙。生活像一面镜子，这个病让我的人生经历变得更为丰富。要知道，能在阳光下大声说笑是多么幸福，能天天上班是多么幸福，能每天守着老公、孩子、父母是多么幸福，能在这里写下这些文字是多么幸福！我也希望用我的亲身经历提醒我所有的朋友做好重大疾病的预防，身体健康是家庭幸福生活的重要前提。

治疗结束了，我的头发也开始长回来了，发黑的皮肤慢慢地恢复到正常的色泽，这些日子以来，自己的心性更为成熟，自己的性格更为坚强，我懂得了生命，并对此更加珍惜和敬畏，微笑是面对生活最好的样子。我开始相信自己一定会好起来的，可以和孩子在一起，看着他成长。人们常说"人只能活一次"，这句话真的错了，因为我们每天都活着，可我们只能死一次，那我们不如选择拥抱我们的生活。我选了一个很漂亮的日记本，将患癌和抗癌的故事记录了下来，记录抗癌心路历程，激励自己，勇敢面对。儿子在以后的成长过程中会遇到各种挫折，将来如果他看到妈妈坚强的抗癌之路，希望对他能起到榜样作用。我还在论坛上寻找癌友，尤其是和我一样的年轻患者交流共勉，分享与"抗癌"有关的"鸡汤"文章，相信群体"抗癌"的力量是强大的。

记得曾经看到网上一段文字，来自一个抗癌群："我们在生命的旅途中不幸患了癌症，这是人生的一大不幸，又有很多人的生活因患病而发生变故，那更是痛上加痛。我了解病痛带给我和家庭的是什么，我也体会到社会所给予我们的帮助，所以我要尽我的能力，为社会多做一些有益的事。我要快乐地活着，我要帮助更多的患癌

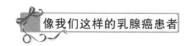

朋友，让他们相信我们的社会不会抛弃我们，相信人间还有大爱。让我们集体抗癌，共同与病魔斗争，一起走出病魔的阴影，勇敢地面对一切。"

生活就像流水，你觉得幸福也罢，你觉得痛苦也罢，一天一天总是按照自己的节奏在走着，既然如此，难过也是一天，开心也是一天，那我就开开心心地过吧，不去想到底还能活多久。为了我的父母家人，为了我的孩子，好好地、开心地过好每一天。陪着儿子长大，我更不能放弃自己，必须要珍惜当下，活在当下，做一个坚强的妈妈。我继续像以前一样"没心没肺，活着不累"。人生最重要的不是已经失去的，也不是尚未得到的，而是此刻拥有的，不为往事扰，余生只愿笑。

请记住，这个世界灿烂的不是阳光，而是你的微笑。

——摘自网络

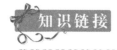知识链接

肥胖与乳腺癌

相关研究表明，肥胖与绝经后妇女患乳腺癌的风险增加有关，因为过量的脂肪可以导致体内更高水平的雌激素等激素及生长因子，这些都会增加患乳腺癌的风险。所以如果您体重超重，并且处于更年期，那么建议您制订一个包括合理的饮食结构、适当的运动和行为矫正的减肥计划，这有助于预防癌症。

娜娜： 如果您需要我们，请告诉我们

在医院的旋律中，有患者康复后的快乐音符，也有被病魔夺去生命的遗憾间奏。下面我要讲述的就是其中一个忧伤的故事。

"有人跳楼了！有人跳楼了！"紧接着是一声巨响，一大早正在值班的我心猛地一惊，马上感觉不妙，以最快的速度赶到事发地点，得知一位前来医院复诊的乳腺癌患者，不知由于什么原因从阳台的窗户上跳了下去。从科室的窗户往下看，只见楼下一片血肉模糊，实在不忍直视。此时正是上班的高峰时间段，楼下该患者落地的地方玻璃散落一地，还有路过的同事和患者意外受了轻伤，很多人在旁边围观，现场乱成一团。

一位新来不久的科室护士此时瘫坐在地上抽泣："我当时正在配药，一个不注意她就从那边阳台的窗户跳下去了，我反应过来之后想拉她，可怎么都来不及了……"看得出来这位护士还没有从当时的突发状况中回过神来，围过来的同事们一边了解当时的情况，一边轻声地安慰她。随后医院的相关人员马上迅速而有条不紊地展开了调查和善后处理工作。

在处理这起病患意外坠楼的过程中，有病友告诉我们，这位患者当时和别人几乎没有任何沟通，一大早的时候看她一个人静静坐在一边，以为她和她们一样只是在等待科室早交班结束后的治疗安

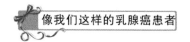

排，怎么也没想到她会突然冲了出去，从阳台跳下。科室在一早交班的时候就出了这么大的事情，所有的科室医护人员的内心都非常沉重。这是我们医生最不愿意见到的情景。随后我们在该患者最后坐过的椅子上发现了她的遗书，写着："我很感谢在这里我遇到的每一位医生和护士。我选择在这里结束我的生命因为我知道你们会帮我联系我的家人。感谢你们在我生病期间给了我很多的帮助和鼓励，可是我依旧觉得无法面对我的疾病。我每天都胡思乱想，感到很疲劳、消沉、郁闷、无奈、难熬，无法再坚持下去。只有死亡才能让我获得真正的解脱，希望我的家人能够原谅我。"

查阅了她的详细病例资料后，医院找到了她家人的联系方式。我们电话联系到这位患者在老家年迈的父母，得到这个不幸消息后的老人在电话里是泣不成声。他们告诉我们，她是一名单亲妈妈，孩子刚上初中，平时性格比较内向。离婚之后她就独自在外打工，家人也不知道她在外面具体的情况，每次电话回家都只是简单地说她过得不错，家人并没有感觉到她有什么异样，包括她患病的事情，他们也知道得不清楚，只是听她说她乳房上长了个包块，做了手术，从没想到是这么严重的癌症，更没有想到她竟走了这一步，40多岁年轻的生命就这样结束了。

每每回想起这位患者的故事，我的心情都是无比复杂。医者不仅仅要救治患者，更要在心理上宽慰、鼓励患者。可是人也有脆弱的一面，并不是每位患者都能坦然接受自己的疾病，特别是癌症患者在自己的患病过程中，都经历了难以承受的痛苦和辛酸。我们时常感慨医护人员在繁重的临床工作中能与患者深入地沟通是一件多么不易的事情。如果这位患者当时能主动地找到我们，与我们交流多一点，也许我们能更多地帮助她；如果这位患者的家属能够早点知道她的情况，给予她更多亲情的关爱，也许她会对这世间多一分留恋；如果这位患者当时愿意主动向其他病友袒露心扉，从她们那里获得鼓励，一个鲜活的生命，也许不会那么快就凋零。

癌症这个病魔，会使患者失去自控力和安全感，痛苦地面对自己亚健康的状态，就好比一个人顿时失去了自己的爱人，最初是不愿意承认爱人的离开，然后是愤怒、抑郁，最后无可奈何。大部分癌症患者在治疗的过程中都体验过这种复杂的心情，所以与癌症伴发的抑郁是非常常见的。尤其对于身患癌症的患者来说，并没有所谓什么"好"的癌症和"坏"的癌症之分，大家心里都很清楚，只要诊断报告上有了癌这个字，那就说明自己的疾病是恶性的，是可能会要了自己的命的。

有人说医生见惯了生死应该很冷漠，实际上医者父母心，我们对生命是永远怀有敬意的。医院是一个交织了生与死的挣扎，舍与得的纠结，老与少的代沟、冲突的地方，而医院的医生们能感受到更多复杂人性的微妙之处，亲眼看见生命突然消失的一刻，那种震撼令我们更加明白和珍惜生命的可贵，也使我们必定会倾尽全力背着患者一起"过河"，从身体上和心理上帮助病患最大程度地降低痛苦，提升生活品质。任何一方的放弃，都是我们不愿意看到的。

我在这里写出这个故事，是想要告诉每一位癌症患者，如果你们觉得难以承受，无法自己去面对，请向我们伸出你的手，周围的人一定会向你展开自己的怀抱。如果你想要找回自己失去的那一片天，摆脱癌症病魔的阴霾，医院的每一个人都会帮助你、开导你，携手和你一起重拾信心，重新走上生活的道路！

娜娜：如果您需要我们，请告诉我们

来自病房的守护与坚持

　　医院就是一个小社会，人性的各种面孔都会在这里呈现。偶尔我们会感受到刺骨的冷漠和无奈，特别是医院里经常会有"久病床前无孝子"的悲情故事。但我说，这里有更多温馨的坚持和执着的守护给医患群体带来暖暖的正能量。

　　记得我刚毕业没多久上班时见过的这样一位年轻的患者家属：他个子不高，穿着时髦，戴着耳钉，在开水房打完开水，提着热水瓶经过我们科的办公室。打扮这么潮的小伙子很少会出现在乳腺科这样的地方吧？他是来探望自己住院的母亲么？这时上级医生要我准备今天刚收的 6 床的患者病历。6 床是今天刚收的一名 25 岁的女患者小敏，她是 5 年前得的乳腺癌，当时保乳手术技术并不成熟，她做的是左乳癌改良根治术，今天是来复查的。25 岁的她在 5 年前患癌，意味着她才 20 岁就确诊乳腺癌了。详细询问病史的时候，我发现照顾她的，正是刚才那位打开水的小伙子。回到办公室后和上级医生说起这位患者，他们对她的印象还是挺深的，当初这位年轻女孩在我们医院查出患乳腺癌的时候，小伙子还是这位女孩的男朋友，而现在已经是女孩的丈夫了。

　　在乳腺科的病房，由于大部分患者都是情感丰富的女性，我与那些女病友交流时她们往往容易真情流露，尤其是有过更加艰难心路历程的乳腺癌患者。我听过许多女性乳腺癌患者因为患病而失去朋友、男朋友或者丈夫的故事。平时，大多数人一听到癌症这样的字眼，会觉得因为难以治愈，且在治疗过程中会耗费巨大的精神和财力负担而选择逃避与患者的关系。而小敏丈夫对多年患病的小敏的陪伴和坚持，让人感到触动和特别难得。

小敏的老公在对小敏生活的照料上特别细致，不让她提重物，每天亲自给她送饭、打开水、接洗脸水……科里的老护士说，小敏当时做手术前哭得和泪人一样，可怜极了。年仅 20 岁就要失去一侧的乳房，护士们都替她感到惋惜。刚入院时的小敏很漂亮，清瘦而时尚。随着化疗治疗的不断深入，她气色逐渐远不如前，开始脱发，后来干脆把一头秀发全部剃掉，人也虚胖起来，情绪出现较大的波动，好几次护士们都听到她冲她男朋友大发脾气，要他不要管她，离开她去过自己的生活。然而小敏老公一直坚定地守在小敏身边。当小敏治疗结束的时候，他拿着钻戒在病房向小敏求婚。科里老护士印象特别深刻：那天，小敏感动得不行，她哭了，当时在场的护士医生也都哭了，没有想到在现实生活中真的会有这样温馨的一幕，而且这一幕还切切实实地发生在了我们身边。当时的场景我们至今都难以忘记，小敏老公对小敏的坚守和执着，让我们感受到世间爱情和责任的力量！

小敏出院后就举办了婚礼，和老公一起做起了个体经营，在一所大学里经营着一所小超市。上级医生说，小敏每次复查的时候她老公都会陪她一起来，这么多年都是这样相互扶持着一路走过来的。我未曾和这对小夫妻有过深入交流，但是听旁人讲述的他们的故事，已经足以让我的内心燃起一阵暖意，也帮助我用他们的事例鼓励了很多后来的患者，让患者们燃起希望的力量，和她们的朋友、家属们一起对抗病魔，走向康复的道路！

阿轩：来自病房的守护与坚持

戴戴：阳光洒进心里的"抗癌达人"

　　"嗨！戴戴，好久没见到你了，看我是不是又长圆了，我要积极减肥，还准备去把脸上的斑去了，如果效果好，我变美了就给你推荐哈。"一见到我，茜茜就说个不停，她洪亮、爽朗的笑声特别有感染力，"戴戴"是她给我起的名字。听着茜茜的声音，即便你心中有多少的阴云也会马上被一扫而光。

　　茜茜曾经是我们科室一位乳腺癌患者，查出患癌时她才 28 岁，刚结婚 1 年，未育。当科里的医生们得知年轻的她遭受恶性肿瘤如此沉重一击时，无一不为她的不幸感到惋惜。然而，茜茜脸上却永远洒满了阳光。她是个很爱笑的女孩子，声音特别好听，来科室治疗的时间长了，和我们也渐渐熟了。她给我们科室的每一个人都取了昵称，她说这些是她送给大家的专属称谓，诸如"冬哥、戴戴、娟儿、大高个"等。茜茜还有个习惯，就是手机不离身，自称为"手机达人"，喜欢刷朋友圈、微博，看短视频什么的，如果看到有趣的新鲜玩意就会分享给我们。有时候她自己突然想到什么新点子想录成小视频，会让我们帮她参谋，并帮她拍摄上传。她还很喜欢唱歌，有时候会拉着我们聊几句，说她也很想学"神秘巨星"里的小女孩，如果到时候化疗头发掉光了，她就效仿里面的小主人公"蒙面"录歌，说不定也会一炮而红。

有一次我值夜班时，她睡不着，跑来护士站找我要安眠药吃。我说："你是我见过的最'大心脏'的患者，别人都谈癌色变，你每天跟没事人一样，你现在这么好的心态是如何炼成的？我可以把你的经验推荐给其他病友。"她说："其实当我看到诊断书时也如五雷轰顶，心里难受得很。我内心是无法接受这个事情的，刚结婚1年就遇到这样的事情，所有的人生计划完全被打乱了，发现肿瘤的时候正是我们准备要小孩的时候，那时想了很多，我是不是活不了多久了，以后该怎么办？老公会不会不要我了？工作如果丢了父母怎么办？当时连续好几天都没有睡着，也不敢和别人说自己的想法，一个人在那里胡思乱想，多希望这只是个噩梦啊。"而且刚开始，她只是因为怕家人担心所以故作轻松。后来她尝试着敞开心扉和其他的病友交流，和医生护士交流，她发现实际病情的发展也并没有她想的那么糟糕。身边还有很多关心她、呵护她的人，她也逐渐了解到癌症没有自己想的那么可怕，自己就学着开始慢慢接受它了。到术后第8天，也就是开始化疗的第一天，她终于完全接受了癌症，并开始积极地面对病魔。茜茜说："虽然经历了一个漫长而折磨的历程，但是术后到现在一滴眼泪都没有流过。我也不知道是自己经历太多，淡然了，还是内心变得强大了，'癌症'这两个字，谁听到都觉得怕，可是姐，我想得明白，我就把它当成我身体里一个小坏家伙，我必须强大起来才可以不被它控制，得靠自己才能走出困境。这个世界就像是一面镜子，照亮着我们的内心，我们的内心是什么样子的，这个世界就是什么样子的。如果因为这个病我选择了抱怨，那么我余下的生命中将会充满着痛苦、失望还有绝望；但是如果我选择了感恩，那么余下的生命就会充满着阳光、温暖还有爱，那么就还有重新灿烂的机会。虽然有时候觉得伤口还有些痛，看到术后乳房那里长长的瘢痕心里也很难过，不过一切都在慢慢地恢复，这就是对我最好的鼓励。何况我算幸运的，身边的家人没有离开我，

阳光洒进心里的抗癌达人

父母、爱人、亲人、朋友每天换着花样给我做好吃的饭菜，带给我爱吃的水果，还送我好多漂亮的花，变着法儿地让我开心，我也没什么不知足的，如果我选择消沉，他们也会担心的。"茜茜真的好懂事，听着她的这些话，我对她更有亲切感了，也会格外照顾她，每次去查房，给她打针时也会多关照她几句。

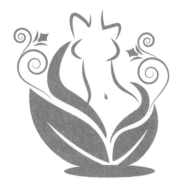

茜茜就一直保持着这样的心态顺利地经历了手术、化疗、放疗等一系列治疗措施，她不愿意就这样被疾病打败，她要与时间赛跑，她还有很多想做的事情没有做。治疗结束的那天，她更新了一条朋友圈："假如我们把每一刻都可以当作生命的最后一刻去爱、去宽容、去珍惜，那么就算飞机不知道去哪儿了，也不会有太多的遗憾；就算有人有一天突然不在了，也不会责备自己没有好好爱。"是啊，生活就是如此，每个人都一样，做不到珍惜每分每秒，那就尽量不要留下遗憾。茜茜治疗结束之后我仍旧很关注她的病情，刷她的朋友圈。她还是那样热爱生活，重归社会后，做起了自己的健康饮食私房小食，与病友们交流美食、养生的心得，还做起了跨国代购，一边旅游一边挣钱。让我不禁为她打Call，茜茜，你的戴戴衷心祝愿你的生活，充满阳光，绚烂多彩。

患者心声：陪伴是我们最大的原动力

对乳腺癌的患者来说，尽管经历了获知病理结果、失去乳房、化疗、放疗、内分泌治疗、靶向治疗等令人沮丧和难熬的阶段，但是病痛的折磨只是其中一小部分，心理上那种绝望和苦痛才是真正将患者推向无限的深渊的推手，很多患者表示，他们需要的不仅仅是同情，而是家人的陪伴和社会各方面的支持。

我以前喜欢游泳，可自从做了乳腺癌的手术之后，总在担心别人会用异样的眼光看自己。但是，我的家人给了我重返泳池的信心，尤其是我的儿子，他想了很多办法让我去适应重回泳池，刚开始儿子会带我去那种别墅式的温泉小屋，只有我们自家人；然后也不知道他在哪里找到的私家泳池，也是只有我们自家人；几次之后开始带我去公共的泳池，第一次去的时候我还有点担心。儿子拉着我的手，说："妈，别怕，有我呢！"一下子让我找回了信心，尽管不能如从前那样长时间的畅游，但是重回泳池的我还是感到很满足，至少可以感觉生活与从前也并没有十分大的区别。

很感谢现在的一些医院和福利机构为我们做了很多的努力，让

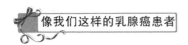
我们认识了很多和我们一样的乳腺癌的病友。这些社会机构还会主动为我们组织一些活动，如康复讲座、文艺会演、团体旅游等，让我们再次融入社会，重拾生活的信心。

我得知自己患癌的时候感觉很绝望，很多病友都和我一样经历过这样的心路历程，感觉自己像被判处了无期徒刑的囚犯，生活从此变得渺茫无望。当时我的管床医生和护士帮助和开导了我，然后为我科普了很多疾病的常识，并且对于我长期的治疗有了规范的指导和建议，让我的心一下变得很踏实起来，觉得他们是我的保护神，让我能够积极地参与治疗。

得了乳腺癌的姐妹们不要害怕，要相信医生，好好配合医生的治疗措施，在治疗过程中应该保持良好的心态，用积极乐观的态度面对癌症，战胜癌症。

得病后，我对人情冷暖变得更为敏感，很多人和事看得比以前更为透彻。也许只有在直面死亡的时候，对人性的多样性也比以前更能坦然地接受。同时，我也变得更真实，更敢于表达自己真实的想法。虽然生病之后我也有向相识多年试探着开口求助却"吓得"消失不见的"老友"，但其实我收获更多的还是得知我的病情仍关心的朋友，温暖了我的心。

我觉得作为癌症患者，最重要的还是心态。回看整个过程，一开始是恐惧，现在好像又有点盲目的乐观，因为我已经战胜病魔10

年了，复查都没有再复发。我时常想，虽然我不能奔跑，但我还能走路；虽然躺着对我来说，不再是一种享受，但至少疼痛没有 24 小时不间断地纠缠；虽然我曾病得很严重，但还不至于致命。感谢老天还能给我机会重新审视自己，感谢我还有亲人朋友围绕在我身边，关心着我。

我觉得旁人完全无法体会癌症患者的心情，反而患者之间更容易打开心扉。病友之间的鼓励非常重要，其实我们就是希望能有几个相同境遇的人陪着说说话，相互鼓励一起和病魔战斗就很好。

生病之后面对亲友们关注的目光，我都是强忍着说没事，可内心的孤独却无处倾诉，如同掉进了深渊，一片漆黑，只能默默地承受病痛、药物副作用及精神压力等方面的多重折磨和煎熬。

在乳腺癌的治疗和康复过程中，良好的心态、科学的治疗、合理的膳食、适当的锻炼都很重要，而良好的心态应该排在第一位。早发现、早治疗，发现了就要积极应对。其实，癌症并不可怕，可怕的是，你很害怕它。

手术、化疗、放疗等是我们最普遍的治疗手段，这也是被公认为最可怕的经历，因为我们中很多人平生第一次住院，第一次做手术就需要和它们打交道。有过癌症治疗的经历后，如同历经一场洗礼，患者心智迅速成熟，心理素质和抗压、抗痛能力都获得了大大提升，我们学会了更加珍惜生命。

患者心声：陪伴是我们最大的原动力

 **简单的三步走,自知乳房健康与否**

 乳房成熟后,应该每月做一次乳房自我检查,可以很方便地帮大家尽早发现乳腺问题。

第一步 选对时机

激素会影响乳房的状态,所以自检最好是在月经来潮后 10 天左右,此时认为是激素比较少的时候。

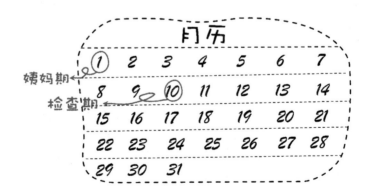

因为乳房的肿瘤有可能对乳房的形状有影响，要注意以下几点：

1. 看乳头

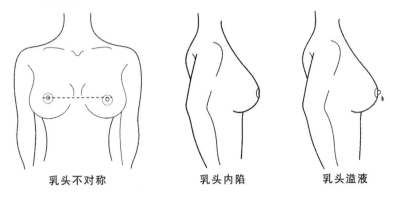

乳头不对称　　　　　乳头内陷　　　　　乳头溢液

温馨提醒：如果有溢液建议不要强行全部挤出，这样医生不容易判断。

2. 看皮肤

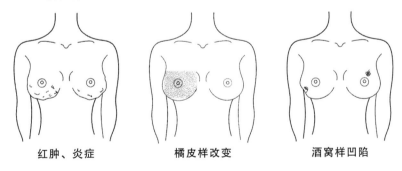

红肿、炎症　　　　橘皮样改变　　　　酒窝样凹陷

摸的小技巧：

（1）站着不如躺着。由于重力作用，站着的时候乳腺组织相对

乳腺癌自查：简单的三步走，自知乳房健康与否

85

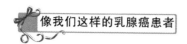

集聚在下半部分，小肿块容易隐匿；而平躺时乳腺组织相对平摊，更容易摸到肿块。

（2）平揉不要戳捏。

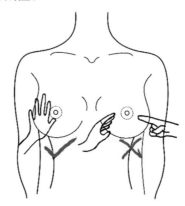

（3）不同的质地说明不同问题。

正常乳腺组织柔软疏松，手感像嘴唇。

乳腺增生的组织摸上去像鼻尖，有点韧但是有弹性。

如果有肿块摸起来质地像额头一样硬并且无法推动，则可能是乳腺癌，需要尽快到医院就诊。

> **小贴士**
>
> 即使没有发现异常，也建议定期去医院体检；如果有异常，不要自己吓自己，及时到医院就诊，听取专业医生的意见。

后记：**常常感到的责任**

中国外科之父裘法祖院士，我的恩师，常常说："一名好的医生，要待患者如亲人，一心一意为患者。"他提到，医术不论高低，医德最是要紧，要当好一名医生，必须想患者之所想，急患者之所急，痛患者之所痛。他还说，做医生不难，但是做好医生很难，一辈子做好医生更难。

当这本书完成的时候，我回顾了一下我的从医历程，再次想起恩师曾经的教导，在我的成长过程中，我也时常觉得身上的责任越来越重。

2009年，我开通了我自己的好大夫网站运营平台（http://wu-gaosong. haodf. com/），通过现代化的通信手段，我与患者沟通更加便利了。看到大家的咨询和留言，我愈发深刻地体会到医生不仅仅只是治"病"，更多的是医"人"。如果一个医生忽视了患者和自己作为人的人性，只是用冰冷的手术刀和药片治"病"，就会使医学失去温度。

这本书中所记录的乳腺癌患者只是我接诊过的患者中很少的一部分，为了保护患者隐私，我们对主人公使用了化名，并对一些故事进行了一些必要的修饰，但都不影响故事的真实性。在与患者的沟通过程中，我能够感受到他们的一种力量，也令我拥有了想要为

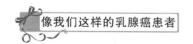

他们做一点什么的想法，促使我想要通过记录他们的康复之路和捍卫生命之路，带给更多人更大的力量。

节选一些好大夫平台上患者给我的留言和鼓励：

☙ "我是 3 月 10 号挂的吴教授的号，吴教授在看了我的相关检查报告之后，果断给我开了住院单，并在 3 月 14 号就亲自帮我做了右乳根治术。从入院到出院这段时间，吴教授团队的医师对待换药、巡房工作认真负责，态度和蔼可亲，非常庆幸遇到了好教授和所带的这么好的团队。我现在手术后 3 个月了，吴医生制订的是 6 个疗程的化疗，我已做完了 4 个，现恢复得很好！在此谢谢吴教授。"

☙ "吴教授是少见的医术高、医德好、平易近人的医生，站在患者角度考虑问题的好医生。他带领的团队中的候医生、任医生等都得了他的真传，医术好，服务态度好，不厌其烦地服务每个患者，这个团队太优秀、太辛苦了，有他们在，患者无忧。"

☙ "吴教授医者仁心，妙手回春，经验丰富，让患者很安心。每次问诊回复都很及时，哪怕是在深夜，思患者所思，想患者所想，减轻患者的包袱，希望吴教授这样的好大夫长命百岁！"

☙ "医术高明，待人亲切、诚恳，就像自己的亲人关心我的病情，是我们值得信任的好医生，为他和他的团队加油点赞。"

☙ "吴医生很亲切、和善，手术做得也很成功，术后恢复不错。现在正在化疗阶段，分 8 期做完，已经做过 2 期。"

☙ "我来自河南信阳，我妈妈于今年 3 月 30 号在吴教授手下做了乳腺癌手术。入院前，吴教授为我妈妈很认真地检查，入院后，每天两次查房，都很认真、很亲切，手术前亲自谈话，让家属放心，缓解家属和患者的紧张情绪。最后我妈妈的手术很成功。感谢吴教授和郑医生的耐心、高超的医术和对我妈妈的关心！"

感谢大家一直以来的支持，让我更深刻地体会到，有时候是医生的一个眼神、一个微笑；有时候是医生一句安慰的话语；有时候是医生一种科学严谨的工作态度带给了患者莫大的鼓励和信心。我想作为医者，我们虽非圣贤之人，但能够尽最大的努力给患者带来安全感、信任感和满足感，最终我们也会收获幸福感。这便成为我一直努力工作的动力，我希望能够做得更好一些，感谢大家对我的支持。

武汉大学中南医院甲状腺、乳腺外科　吴高松
2019 年 3 月 20 日书于东湖之滨

后记：常常感到的责任

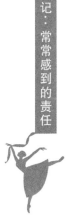